JN051089

はじめの一歩からやさしく進める

かんたん看護研究

さがす・つくる・仕上げる

改訂第2版

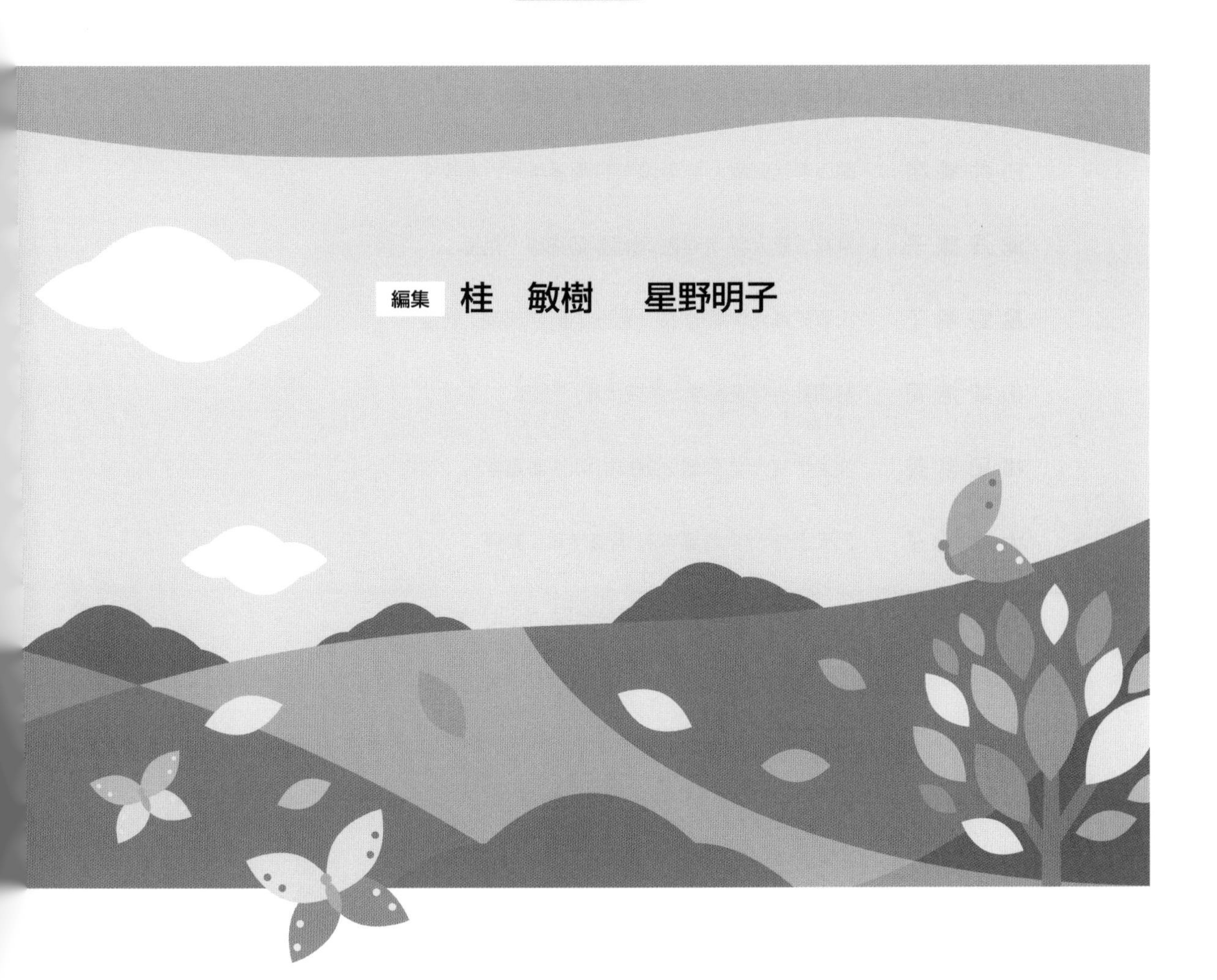

編集　桂　敏樹　星野明子

南江堂

編　集

桂　　敏樹　明治国際医療大学 大学院保健医療学研究科 研究科長　教授／看護学部 学部長　教授

星野明子　大阪成蹊大学 副学長・看護学部 学部長　教授

執　筆（執筆順）

桂　　敏樹　明治国際医療大学 大学院保健医療学研究科 研究科長　教授／看護学部 学部長　教授

奥津文子　関西看護医療大学 看護学部 看護学科　教授

臼井香苗　関西看護医療大学 看護学部 看護学科　准教授

滝澤寛子　京都看護大学 大学院 看護学研究科　教授

星野明子　大阪成蹊大学 副学長・看護学部 学部長　教授

山崎浩司　静岡社会健康医学大学院大学　教授

横田素美　文京学院大学 保健医療技術学部 看護学科　教授

大橋純子　四天王寺大学 看護学部 看護学科　教授

大竹眞裕美　社会医療法人一陽会 一陽会病院　統括教育部長

改訂第２版　はじめに

年号が令和に変わり新しい時代を迎えました．医療においてはさまざまな再生医療の臨床応用が始まっています．またAIによる新しい治療法や薬剤の開発も進んでいます．患者さんに大きな恩恵をもたらす，新たな治療や創薬に社会の期待が高まっています．

近未来において医療がどのように変貌しているかを予測しにくい時代に，看護学が果たすべきミッションは何でしょうか．看護専門職としてのビジョンは何か，ストラテジは何かを自問自答しなければなりません．しかし時代が変わっても看護師に求められるものは患者さんに寄り添い，ニーズをアセスメントし，それを満たす看護ケアを実践し，そして新たなケアを開発することに変わりはありません．そのためには臨床の看護師がケアの質の担保と有効なケアの開発を目指し，自立して研究できるプロフェッショナルになることが必要です．

改訂版では最新の倫理規定や文献検索の方法などに差し替えて，すぐに研究実施に役立つ内容に刷新しました．しかし初めて研究にトライしようとする皆さんの理解を育むために本書の特徴である，以下の１～６の項目は大切にして踏襲しました．

1. 初めて看護研究に取り組もうとする皆さんが，「研究岳」に迷うことなく登頂し無事に下山できるように，１歩１歩確実に進むための道標を示します．
2. 道標として，研究の１歩１歩を短い「問い」とその「回答」で示しています．最初に，これから踏み出す１歩を大まかに理解して，その後読み進めると内容の理解が深まります．
3. 図表やイラストを多く盛り込み，イメージを助けます．また「たとえば」や「作成例」で具体的な例を示して理解を深めるように工夫しています．
4. 初めて見る専門用語に出合った場合は，その近くにある案内板がQ&Aでやさしく解説します．専門用語をおそれずに，基礎的な知識を増やしましょう．
5. ゆっくりで構いませんので本書を読み終えましょう．あなたのペースで１歩１歩「研究岳」に登頂し下山するのに必要な基礎的な体力と知力が育つように全体を構成しています．
6. 研究は一度きりではありません．今の研究が未来の研究につながります．研究を継続し経験を積み重ねることが未来への扉を開きます．おそれずに研究にトライしましょう．

皆さんが本書を手元に添えて研究を終えたときは，また新しい研究を始めようと目を輝かせていることでしょう．将来の看護を担う皆さんの最初の１歩に拍手！

今後，さらに研究を進めていこうと探求心が高まった皆さんには，新たに「かんたん看護研究」の続版を企画しています．出版日を期待してお待ちください．よろしくお願いいたします．

最後に本書を改訂するにあたり，多くのご助言，ご支援をくださいました南江堂看護編集部の梶村野歩雄氏，森翔吾氏はじめ諸氏に深謝いたします．

2020年１月

桂　敏樹

初版　はじめに

iPS細胞の作製がさまざまな再生医療の門戸を開くきっかけとなっています．難病の患者さんは，新しい治療法の開発の足がかりになってほしいと再生医療に大きな期待を寄せています．10年後の医療がどのように変わっているか，予測が困難な時代になりました．近未来において病気の治療は大きく変わるかもしれません．

このような状況の中で将来の医療において看護学が果たすべき使命は何でしょうか．医療専門職として自問自答しなければなりません．しかし，時代が変わっても看護師に求められるのは，患者さんに寄り添い，ニーズをアセスメントし，それを満たす看護ケアを実践し，新たなケアを開発することに変わりはありません．看護ケアの質を担保するための1つの方法は，看護師が患者さんのニーズを満たす，質の高い有効なケアを創造することです．そのためにも，臨床の看護師が自立して看護研究を実施できる高度な医療専門職になることが求められているのではないでしょうか．

本書は，皆さんへの期待を込めて，いくつかの特長を備えた内容で構成しました．

1. 初めて看護研究に取り組もうとする皆さんが，「研究岳」に迷うことなく登頂し無事に下山できるように，1歩1歩確実に進むための道標を示します．
2. 道標として，研究の1歩1歩を短い「問い」とその「回答」で示しています．最初に，これから踏み出す1歩を大まかに理解して，その後読み進めると内容の理解が深まります．
3. 図表やイラストを多く盛り込み，イメージを助けます．また「たとえば」や「作成例」で具体的な例を示して理解を深めるように工夫しています．
4. 初めて見る専門用語に出合った場合は，その近くにある案内板がQ＆Aでやさしく解説します．専門用語をおそれずに，基礎的な知識を増やしましょう．
5. ゆっくりで構いませんので本書を読み終えましょう．あなたのペースで1歩1歩「研究岳」に登頂し下山するのに必要な基礎的な体力と知力が育つように全体を構成しています．
6. 研究は一度きりではありません．今の研究が未来の研究につながります．研究を継続し，経験を積み重ねることが未来への扉を開きます．おそれずに研究にトライしましょう．

皆さんが本書を手元に携えて研究を終えたときは，また新しい研究を始めようと目を輝かせていることでしょう．将来の看護を担う皆さんの最初の1歩に拍手！

最後に本書を作成するにあたり，多大のご助言，ご支援をくださいました南江堂看護編集室の木村敦子氏はじめ諸氏に深謝いたします．

2012年11月

桂　敏樹，星野明子

看護研究ガイドマップ — 研究岳登山

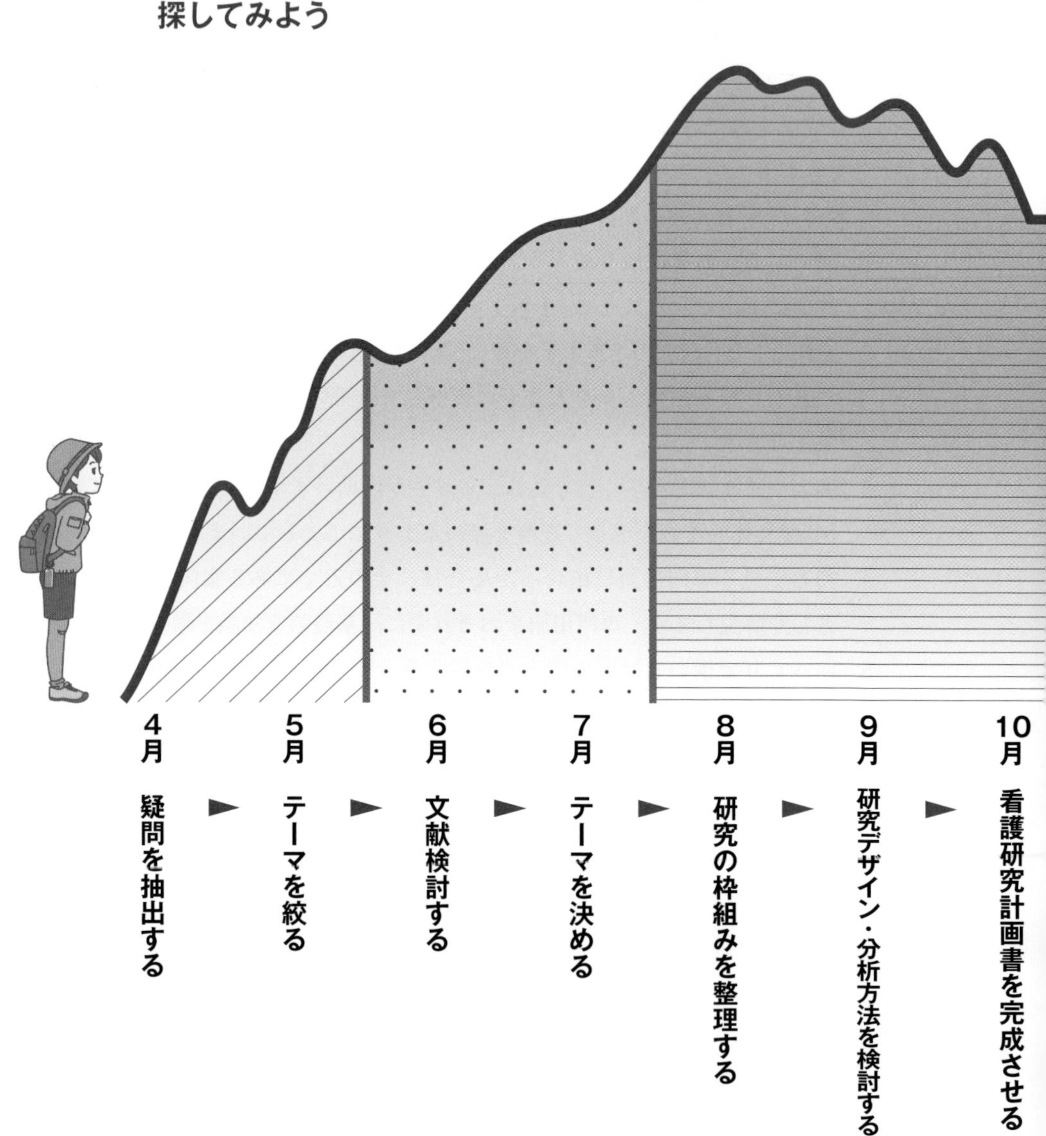

第4歩
発表のための論文をつくろう

第5歩
看護研究を次に活かそう

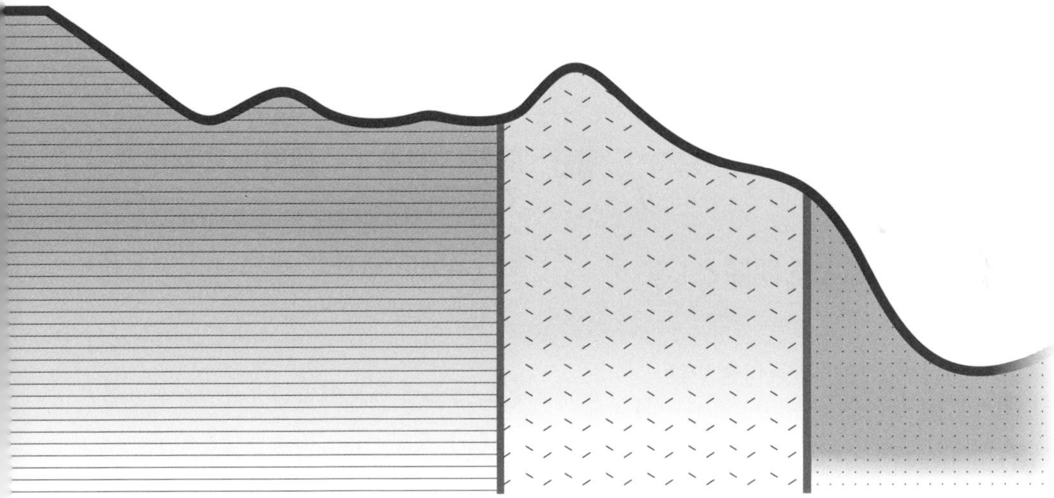

看護研究を実施する

11月
12月
1月
2月
3月
4月

► 倫理審査をパスする
► フィールドに研究を依頼する
► データを収集する
研究を実施する
► 分析と考察をする
► 論文を学会誌に投稿する
研究を学会で発表する
論文をまとめる
► 次のテーマを検討する
研究成果を臨床に活かす
►

目　次

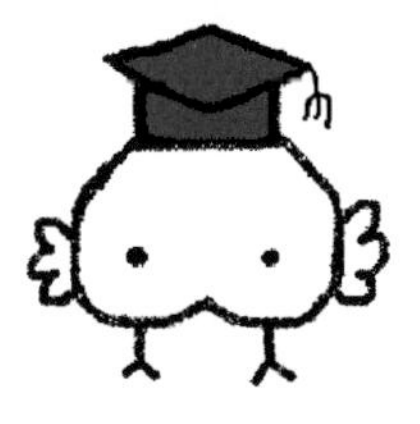

ものしりくん
（作者：阪本啓之 氏）

第4歩 発表のための論文をつくろう

第5歩 看護研究を次に活かそう

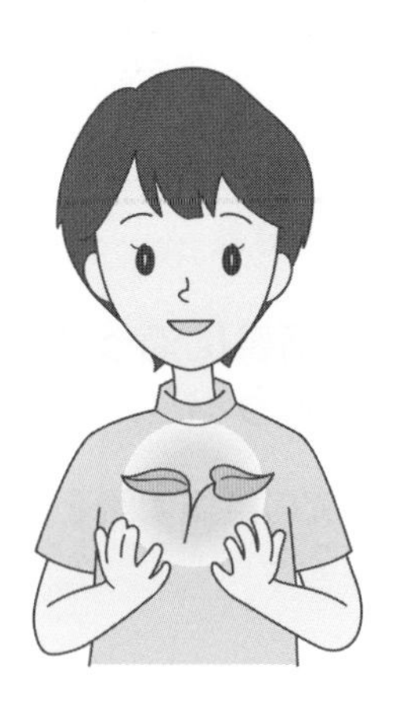

第1歩 看護研究のテーマを探してみよう

1 臨床の現場で感じる疑問や悩みから研究を思い付こう

看護師は臨床の現場で抱いている問題意識や疑問を出発点として研究をはじめます．ここではまず臨床の現場に何があるかを考えてみましょう．次に臨床の現場にあるニーズとシーズについて確認しましょう．そして，最後にニーズとシーズを融合して新しいケアを創造する研究に思いをめぐらせましょう．

1 臨床の現場に何があるの？

患者さんはそれぞれが自分なりのニーズをもっています．ニーズは何かを突き止めて，ニーズを満たすような看護ケアや援助を提供することが，看護師の役目です．

臨床の現場にある患者さんのさまざまなニーズを研究した上で，ニーズを満たすためのケアの改善や開発を指向した研究にも目を向けましょう．それが，既存の看護学に新しい知識を付け加えることにつながります．

臨床で日々患者さんに看護を提供する中で，患者さんのニーズはいったい何か，この患者さんにどのような援助が必要なのか，何かもっとよい方法はないか等々，あなたはさまざまな思いや悩みを抱いているのではないでしょうか？　あなたが看護師として働いている臨床の現場で抱いている問題意識や疑問を出発点として研究につなぎましょう．

あなたは，看護学を学び，臨床の現場で看護師として働いています．看護学は，看護に役立つ知識の体系です[1)]．一方で，**看護研究は既存の看護学の中に新しい知識を付け加えていくための営みです**[1)]．看護研究は，日々高度化する医療において看護に必要な新しい知識を付け加える営みですから，よりよい看護と切り離せないものなのです(**図 1**)．

看護師は，日々患者さんをケアしながらも，どのような援助が必要か，もっとよ

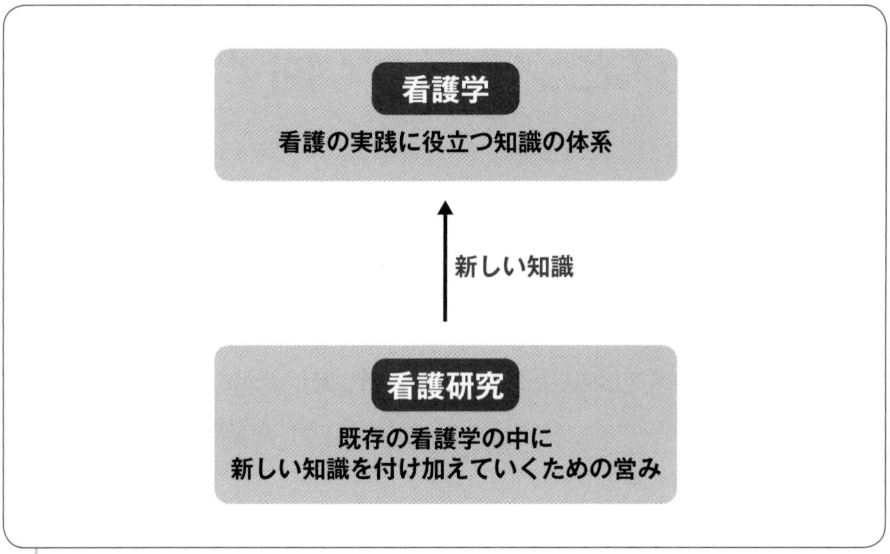

看護学
看護の実践に役立つ知識の体系

↑ 新しい知識

看護研究
既存の看護学の中に
新しい知識を付け加えていくための営み

図1　看護研究とは

いケアの方法はないかと思い，絶えず悩んでいます．患者さんにはさまざまなニーズがありますので，ニーズが何であるかわからない場合はどのような援助やケアが必要かもわかりません．

ケアは，それを受ける人のニーズを把握することからはじまります．患者さんをアセスメントし，ニーズを的確に把握することが患者さんのためにケアを真に活用する必要条件です．その上で，ニーズを満たす適切なケアを考えて，質の高いケアを提供する必要があります．そのためには，患者さんのさまざまなニーズを満たすようにケアの改善や開発を続けなければ質の高い看護を提供できません．

患者さんのニーズについて研究し，ニーズを明らかにした研究の成果を新しい知識として看護学に付け加えることは，まさに看護研究です．また，これまでのケアを患者さんのために改善したり，新しいケアを開発することも看護研究です．

さあ，臨床の現場で，あなたが抱いているさまざまな思いや悩みから患者さんのために何かしたいという，あなたの熱い想いを看護研究に結び付けましょう．

2 ニーズとシーズって何？

ニーズとは，人が生活・活動する上でよりよい姿を求める欲求です．一方シーズとは，ニーズを満たすために問題を解決する人為的な手段としての知識や行為，すなわち技術の種です．患者さんの看護ニーズを明らかにする看護研究と，ニーズを満たすためのケアにつながるシーズを指向した看護研究を目指しましょう．

a ニーズとシーズ

ニーズは，人が生活・活動する上でよりよい姿を求める欲求です[2)]．一方シーズは，問題解決のための**人為的な手段としての知識や行為**，**技術の種**といわれています[2)]．ニーズが見極められて，ニーズと一致するケアを提供されることによって患者さんは満足感が得られます．この満足感を，**患者価値**といいます．

看護師が患者さんのニーズをアセスメントし適切なケアを提供すると，患者さんはニーズが満たされて満足します．

▼たとえば

今ここに子宮がんの術後に右下肢のリンパ浮腫に悩む患者さんがいます(**図2**)．女性は浮腫によって右足が肥大し歩きづらいために，右足の肥大を抑え，歩きやすくなる方法はないか(**患者さんのニーズ**)と看護師Aさんに相談しました．

↓

そこで，Aさんは患者さんのために何かできないかと思い，リンパ浮腫に関する情報を文献から集めました．

↓

文献を調べるとリンパ浮腫の患者さんの訴えにはさまざまなものがあることがわかりました．先ほどの患者さんの訴えもよくあるものの１つです．ところが，リンパ浮腫による下肢の肥大を抑えるオーダーメイドのストッキングはなかなか手に入れるのがむずかしい．また，弾性ストッキングを製造しているメーカーは，海外のメーカーが中心であるため，日本人のサイズや足の形状にフィットするものはまだまだ十分だとはいえません．そこで，患者さんに合ったストッキングの選び方や着用の方法を身に付けなければなりませんし，日本人の体型に合ったストッキングを開発することも必要になってきます．

↓

ここに患者さんのニーズを満たすケアにつながる“シーズ”があります．

看護の臨床には，患者さんのニーズについてまだまだわかっていないことが数多くあります．ここに看護研究のはじまりがあります．ケアは，ニーズがわかることからはじまります．そして，ニーズを満たすケアが提供されると患者さんの生活はより快適で安全で満足できるものになります．だからこそ，**看護研究は，患者さんの看護上の問題を解決するケアにつながるものであることが大事なのです．**このことは，今後ますます重要になることはいうまでもありません．

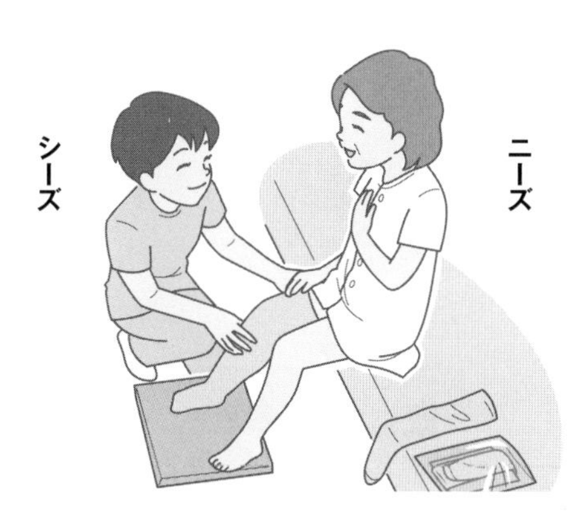

b ニーズとシーズの融合

シーズとニーズの違いについて，図2を用いて説明します．
患者さんには，生活・活動する上でよりよい姿を求める欲求，ニーズがあります．

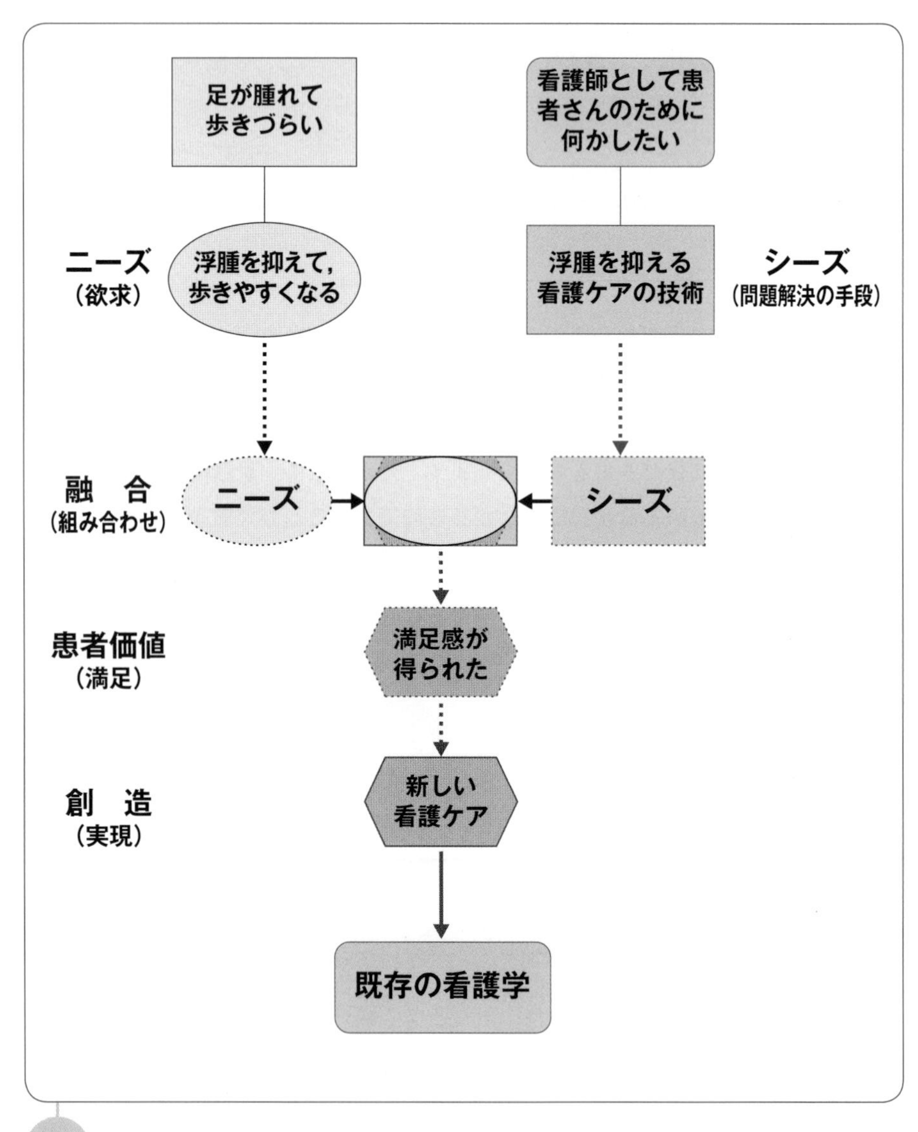

図2　ニーズとシーズの融合による患者価値と新しい看護ケアの創造

患者さんは適切なケアや援助が得られるとニーズが満たされます．患者さんが求めているよりよい姿と問題解決の手段がうまく融合すると，患者さんのニーズが満たされて，その結果として，患者さんは満足感を得ることになります(**図2**).

患者さんの満足感は，ニーズとシーズが融合することによって得られます(患者価値)．そのためには，まずニーズを的確にとらえるための研究が必要です．しかし，明らかになったニーズを満たすシーズがなければ患者さんは満足できません．

3 ニーズとシーズの融合によるケアの創造はなぜ必要なの？

臨床において，患者さんのためにニーズを明らかにする研究とニーズを満たすためのケアにつながるシーズを指向した研究を進めましょう．そして，両者を融合して患者さんのニーズに合ったケアを創造しましょう．

ニーズに合ったケアが提供されると患者さんは満足感が得られ，質の高い医療を受けたと感じます．研究の成果は，医療の質を高めます．質の高い医療の提供が，今まさに医療に従事するすべての専門職に求められていることなのです．

ニーズは，わかりやすいものもあればわかりにくいものもあります．ニーズを明らかにすることは，大切な研究テーマです．一方で，ニーズが明らかになっても，それを満たすケアがないと困ります．有効なケアを創る研究も大切です．

ニーズを明らかにする研究と，ニーズを満たすためのケアにつながるシーズを指向した研究が融合することが大切です．**図3**に示すように，医療に従事するすべての専門職は，臨床において患者さんのために研究を進め，2つの研究を融合させることによって医療の質を向上させることが求められています．

さあ，皆さん，患者さんのために看護研究の1歩を踏み出しましょう．

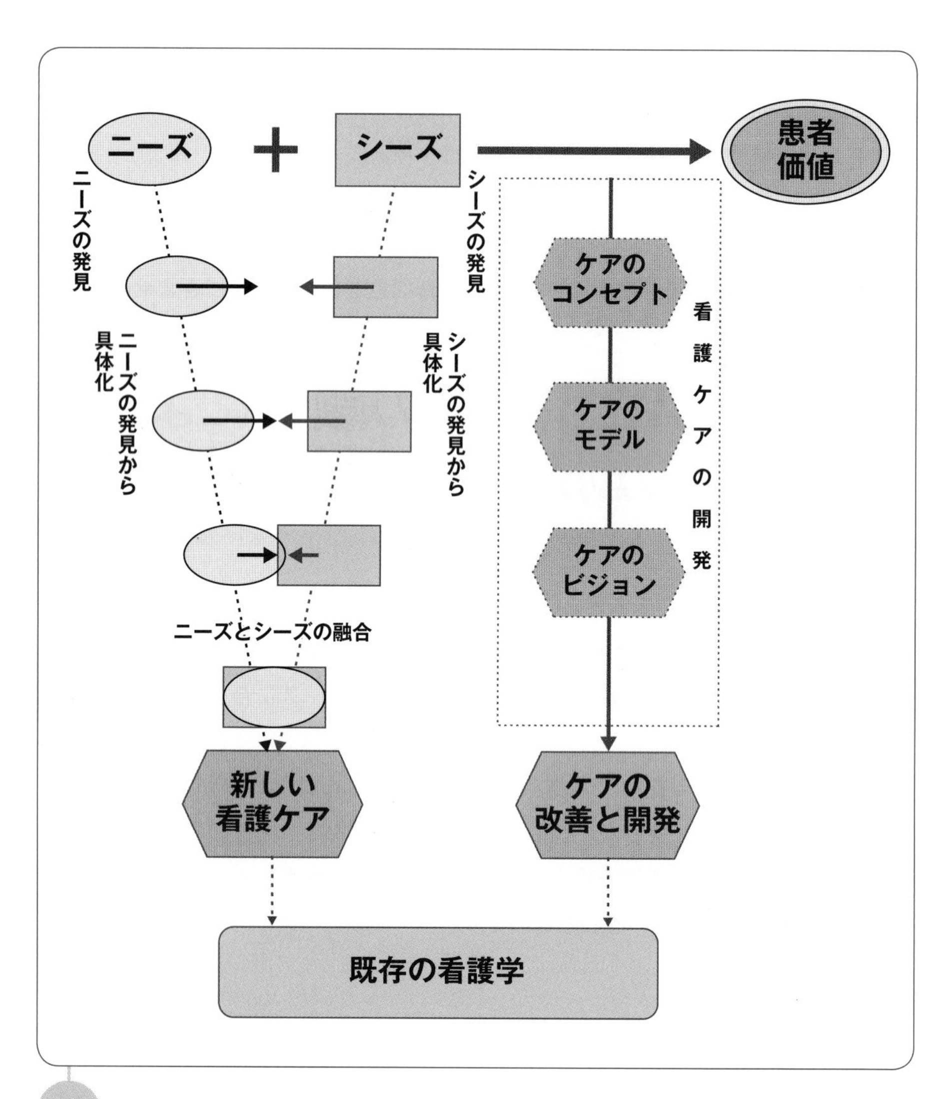

図3　シーズとニーズの融合から看護ケアの創造

引用文献　1）井上幸子，平山朝子，金子道子編：看護学大系⑩看護における研究，日本看護協会出版会，1981
2）加藤敦宣：技術シーズと市場ニーズの戦略的統合．社会イノベーション研究 **3**(2)：57-70，2008

2 臨床で気付いたことを問題としてとりあげよう

臨床の現場に転がっている疑問や気付きに着目できる鋭い目を養い，その疑問を研究の問いへと洗練させ，看護研究の1歩を踏み出すときがきました．よりよい看護研究を順調に推し進めるための“はじめの1歩”は，どのように踏み出せばよいのかを，皆さんと一緒にくわしく見ていきましょう．

1 臨床の現場で感じる気付きや疑問って何?

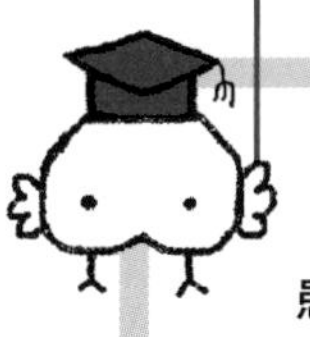

臨床には，さまざまな気付きや疑問があふれています．「○○疾患の患者さんは治療後に皆さん似たような反応を示されるなぁ」や，「どうしてこのような手順でケアするのだろう？」などですね．これらは，臨床の看護師であれば日々遭遇する気付きであり疑問です．しかしながら，これらすべてが研究の問いとして発展させることができるとは限りません．十分吟味する必要があります．あなたが知らないだけで，もうすでに明らかにされている気付きや疑問も多いかもしれませんね．

さあ，何が研究の問いになるのか，くわしく考えてみましょう．

a それは研究の問いなの？

Aさんは臨床経験3年目の看護師です．現場の仕事にも少し慣れて，新人看護師の指導を任される場面も出てきました．

そんなある日，師長さんから「次の看護研究は，Aさんが中心になって進めてくださいね」と声を掛けられました．Aさんは，各地で開催される看護学会や院内の研究発表会に積極的に参加し，ほかの看護師たちの研究成果に常に興味をもってきましたが，自分が中心になって研究に取り組むのは，学生時代の卒業研究以来です．Aさんは「どうしよう…」と不安でいっぱいになりました．しかし師長さんから「ふだん疑問に思っていることを素直に出してみれば，それが研究につながっていくから」といわれ，とにかく取り組んでみることにしました．

「ふだん疑問に思っていること…」と考えをめぐらしてみると，「そうだ！」と思い当たることがいくつかありました．まず，それらをメモに書き出してみることにしました．

<疑問に思っていること>

① 看護師は，パンツスーツ型ユニフォームとワンピース型ユニフォームのどちらを好むのだろうか？

② 感染予防マニュアルを作成すれば，医療スタッフの迷いがなくなり，統一した感染予防行動がとれるのではないか？

③ どのような患者が転倒しやすいのか？　転倒しやすい患者に的を絞って援助すれば，転倒件数を減らすことができるのではないか？

④ 告知を受けたがん患者が治療を主体的に選択する心理プロセスとは，どのようなものだろうか？

⑤ 不眠を訴える患者に対してアロマセラピーは，効果があるのだろうか？

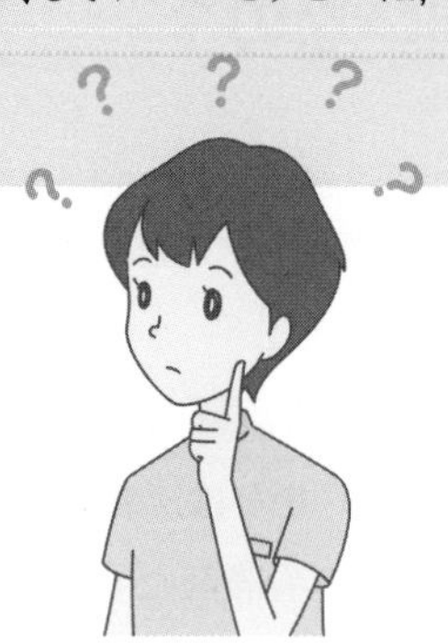

この5つの疑問をもって，Aさんは第1回の研究グループ会議に出席することにしました.

さて，皆さんはAさんが書いた疑問についてどのように考えますか．どれが研究の問いとして適切でしょうか？ 1つひとつ検討してみることにしましょう.

1 疑問は看護現象に関連しているか

「①看護師は，パンツスーツ型ユニフォームとワンピース型ユニフォームのどちらを好むのだろうか？」

この疑問は，看護師にアンケート調査を行い，パンツスーツ型ユニフォームとワンピース型ユニフォームのどちらを好むかを尋ねることで，解決します．看護師がどのようなユニフォームを好むのか，それは何に影響されているのか，なかなか興味深い内容ではあります．しかし私たちが取り組もうとしているのは看護研究です．この疑問が，看護研究として成り立つものであるかどうかが重要です.

では看護研究とは何なのでしょうか．松木は看護研究について

「疑問や未知の看護現象を明らかにするために科学的方法を用いた組織的探究である．この看護現象は看護活動に関する現象であり，看護研究の焦点は看護現象にあるということができよう」[1)]

と述べています．**看護研究という知的活動を成り立たせるためには，その基本にある疑問が看護現象に関連したものでなければならない**ということなのです.

ここでさらに看護現象とは何なのかを，確認しておきましょう．1980年，米国看護師協会(The American Nurses Association：ANA)は，看護を次のように定義付けました.

「看護とは，現にある，あるいはこれから起こるであろう健康問題に対する人間の反応を診断し，治療することである」[2)](傍点は，筆者が加えた)

要するに**看護研究を成り立たせるための疑問は，健康問題に対する人間の反応に関連するものでなければならない**ということです．そのように考えると，看護師のユニフォームに対する嗜好に関する調査は，対象が看護師であるだけで，看護現象を扱ったものではないことが見えてきますね．看護研究の疑問としては，ふさわしくないことがわかります.

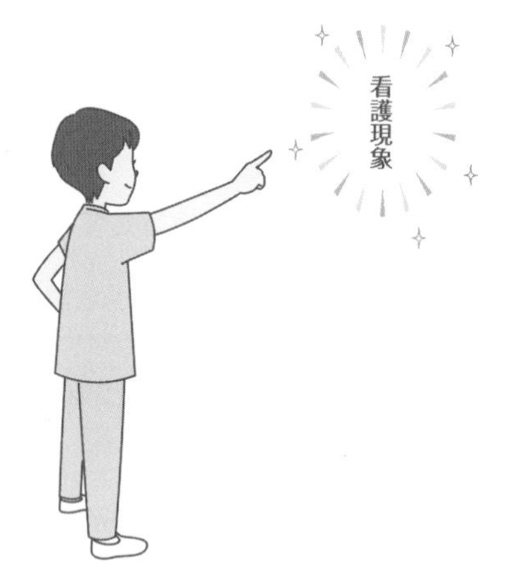

2 研究の目的は何か

「②感染予防マニュアルを作成すれば，医療スタッフの迷いがなくなり，統一した感染予防行動がとれるのではないか？」

この疑問は，感染予防マニュアルの効果を，医療スタッフの感染予防行動によって解明しようというものです．日々の業務を効果的に確実に行うために，現場では日々工夫を重ねている様子が，この疑問から感じられます．感染予防マニュアルが完成し，すべての医療スタッフが迷うことなく統一した感染予防行動をとることができれば，看護業務は１歩前進したといえるでしょう．…そうです．この疑問が解決したら，その結果もたらされるのは，**看護業務の改善**なのです．

“看護師による何らかの行動”が“感染を予防するか否か”という疑問であれば，看護研究へと発展させることができるかもしれません．しかし“医療スタッフの感染予防行動”を変化させたいという**研究目的は，看護現象の解明ではなく看護の業務改善**であるといわざるを得ません．これも看護研究の疑問としては，ふさわしくありません．

3 文献を調べれば明らかになる疑問か

「③どのような患者が転倒しやすいのか？ 転倒しやすい患者に的を絞って援助すれば，転倒件数を減らすことができるのではないか？」

この疑問からは，何とか転倒を防ぎ患者の安全を確保したいという，看護師の熱い思いが感じられます．転倒はまさに**健康問題に対する人間の反応**という看護現象であり，看護の研究の問いとして適切であるように見えます．

しかしこの「どのような患者が転倒しやすいのか？ 転倒しやすい患者に的を絞って援助すれば，転倒件数を減らすことができるのではないか？」という疑問に対しては多くの看護師が同じように解決を希求し，ある一定の成果がすでに得られているのではないかと思われます．転倒しやすい者としては，認知・知覚に変調をきたしている者や運動機能に障害をもつ者，一定の薬物を使用している者，高齢者・幼児など，先行研究で解明されており，調べれば答えを見つけることは容易です．研究とは前述のとおり“未知を既知に変える活動”です．そのように考えると，すでに答えが出ている疑問は，研究の問いとして適切ではありません．文献を十分調べてみて，それでも明らかにしなければならない疑問が残っているのでなければ，研究の問いにはふさわしくありません．

4 新たな知見を含み，看護の発展に寄与する研究へ

「④告知を受けたがん患者が治療を主体的に選択する心理プロセスとは，どのようなものだろうか？」この疑問は，どうでしょうか．

がん患者たちは，がんに罹患したというショックを乗り越えながら，さまざまにある治療の中から自分自身の治療方法を選択することを迫られます．インフォームド・コンセントの直後から患者を身体的にも心理的にも支える役割を担う看護師としては，がん患者たちがどのような心理過程をたどりながら治療を選択するのか，その間どのような苦痛に出合うのか，知りたいと思うでしょう．これらを明らかにすることにより，適切な時期に適切な看護を提供することができるようになります．

この疑問は，**告知を受けたがん患者の心理反応すなわち健康問題に対する人間の反応に焦点を当てて**おり，看護研究の問いとして適切であると思われます．また，この疑問を解明できれば，看護活動の方向性や方法が明らかになり，看護の発展に寄与することになります．さらに，ていねいに文献検索を行ってみなければわかりませんが，臨死期にある患者ではなくがん患者がたどる治療選択における心理プロセスについて述べられている文献も，すぐには思い浮かびません．ということは，この疑問を明らかにすれば，それは**新たな知見**となる可能性があるということです．

また，「⑤不眠を訴える患者に対してアロマセラピーは，効果があるのだろうか？」この疑問はどうでしょうか．

不眠を訴える患者に対し，薬物を使用せずにゆっくり睡眠をとってもらえる方法はないか，看護師であれば一度は悩んだことがあるのではないでしょうか．この疑問は，**不眠という健康問題に対する人間の反応に焦点を当てて**おり，看護研究の疑問として適切であるといえます．また，この疑問を解明できれば，不眠に対する1

つの看護活動が明らかになり，看護の発展に寄与することになります．この疑問についてもていねいに文献検索を行ってみなければわかりませんが，アロマセラピーの効果をきちんと検証した研究もすぐには思い浮かびません．ということは，この疑問の解明はオリジナリティ(新たな知見)がある可能性を示しています．

この④や⑤のような疑問こそ，**看護研究の問い**として取り上げるにふさわしいものといえるでしょう．

2 看護研究につながる疑問を生むための姿勢って何?

看護研究につながる“疑問”を生むためには，少し訓練が必要です．まず，あなたがどのような領域に関心をもっているのかを，振り返ってみてください．そして，その領域に関する情報を積極的に集め，“気になること”や“問題だと思うこと”を明確にしましょう．一方で研究論文を読んだり，まわりの人々とディスカッションすることを習慣付けると，看護研究につながる“疑問”のほうから，あなたの頭に飛び込んでくるようになるはずです．

「ふだん，疑問に思っていることを素直に出してみれば，それが研究につながっていくから」という師長さんのやさしい言葉からはじまった疑問の抽出でしたが，押さえておかなければならない**視点**がいくつかあることがわかりました．このような視点をふまえつつ研究の問いを見つけ出していくことが重要なのです．

臨床は，研究につながる疑問の宝庫だといわれます．しかし，見極める目がなければ，宝石の原石もただの岩石も見分けがつきません．それと同じで，前述の視点がなければ，ただの疑問も研究の問いも同じに見えてしまいます．それどころか，“疑問”さえ見つけられないことにもなりかねません．

では，**研究につながる疑問を発見できる視点**は，どのようにすれば養えるのでしょうか．

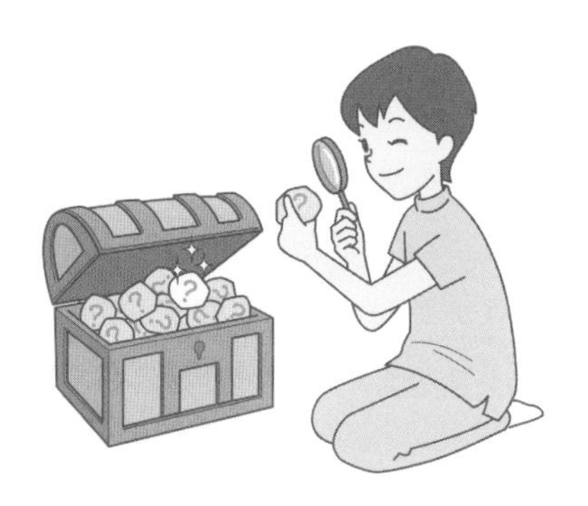

a あなたの関心がある領域は？

看護研究がカバーする領域が非常に幅が広いことは，いうまでもありません．看護の対象理解，看護の方法や，看護管理，さらにはこれらの研究を支える**基礎的研究**も看護研究の領域です．これらすべての領域について，**研究の視点**をもつことができればよいのですが，なかなかむずかしいことだといわざるを得ません．

そこで，自分自身がどのような領域・内容に関心をもっているのか，それを知っておくことが重要です．自分の関心領域を明確にしておくだけで，その領域に関するさまざまな**情報**に対し，敏感に反応できるようになります．さほど努力しなくても，情報のほうから集まってくるような感じさえします．それが適切な**研究の問い**へとつながっていく基礎になります．

日ごろから，**自分自身が関心のある領域や内容は何か**を，探る努力をしてください．

b 問題意識をもつって？

看護師であれば，患者さんに適切なよりよい看護を実践したいと願っていることと思います．また，その看護を，より効果的・効率的に実践したいとも考えているでしょう．もしそのような思いをまったく抱かないという看護師がいるのだとしたら，それは感性が鈍磨してしまっているのではないでしょうか．感性を磨くことからはじめなければなりません．

いずれにしろ，「看護を効果的・効率的に実践するためには，どうしたらいいのだろう？」という漠然とした思いをさらに明確に焦点化し，問題意識へと発展させることが重要です．

そのためにはまず，日ごろ当然だと思われている看護活動に，疑問の目を向けてみることをお勧めします．「この看護活動は，なぜこのように行うのだろう？」「方法は，本当に妥当なのだろうか？」「効果に影響する要因は何なのだろう？」「異なる効果的な方法はないのだろうか？」「AとBの方法では，どちらのほうが効果があるのだろう？」

何でもない日々の看護を，このような視点で見直すことにより，問題や疑問が見えてきます．それが研究の問いへと発展していく種になるはずです．

研究論文を読むって？

問題意識をもちつつ過ごすだけでも，研究的視点は大きく広がっているはずなのですが，それに加えて研究論文を読む習慣をもつと，研究的視点は格段に進歩します．それも書店で販売されている看護一般情報誌だけではなく，できれば専門誌・学会誌を読むようにしましょう(**表1**)．

学会誌とは，主として研究者が書いた論文を掲載した雑誌で，その領域の専門家が読者の大半を占めるため，書店等で取り扱われることはほとんどありません．しかし看護系大学の図書館には必ず数種の学会誌が置かれているはずですので，活用するのがよいでしょう．日本看護科学学会や日本看護研究学会などの学会に入会すると，年に何回か学会誌が送られてきます．自分の関心領域の学会の学会員になって学会誌を入手し，研究論文を読む習慣を身に付けるのがもっとも確実な方法だと思います．学会誌に掲載されている論文は，査読を受け一定の水準に達していると

表1 日本の主な看護系学会誌

日本看護研究学会雑誌	日本看護科学会誌	日本看護学教育学会誌
日本公衆衛生雑誌	日本がん看護学会誌	看護診断
家族看護学研究	日本看護技術学会誌	日本看護歴史学会誌
日本看護管理学会誌	日本救急看護学会雑誌	日本災害看護学会誌

認められた洗練された内容であるということができます．少しむずかしく感じられるかもしれませんが，学会誌に掲載されている質の高い論文を読む習慣を身に付けると，そこで展開されている研究の**研究的視点**や**研究方法**などを，知らず知らずのうちに学ぶことにつながります．

また，研究論文を読むと，その領域の最新の情報や知識を確認できます．言い換えれば自分の**疑問**が**研究の問い**となりうるのか，それともすでに明らかにされている疑問なのかを，研究論文が教えてくれるのです．その研究論文がきっかけで，さらなる疑問が見えてくることも多く，それが素晴らしい研究へ発展していくのです．

d ディスカッションするって？

最後に，**ディスカッションする習慣をもつ**，ということをお勧めします．

問題意識をもち，研究論文を読み，自分の疑問を洗練していく過程で，人に説明し意見を得ることがとても重要なのです．ディスカッションというと，どこかの会議場で意見を戦わせるイメージがあるかもしれませんが，そんなに大げさに考える必要はありません．日常のちょっとした楽しみと感じるようになれば，これほど素晴らしいことはありません．

仲間どうしの何気ない会話の中で，「こんなこと疑問に思ってるんだけど，どう思う？」「これって研究になるかなぁ？」と切り出し，あなたの疑問を説明してみましょう．**説明する**だけでも，漠然とした疑問がかなり整理されるはずです．そこに「それって，どういうこと？」「この点はどう考えるの？」と質問を受けることで，自分の考えの不足や論理矛盾に気付かされます．決め付けや思い込みに，はじめて気付かされることもあるでしょう．1人で考えているときにはなかなかできない，多角的な検討が可能になるのです．

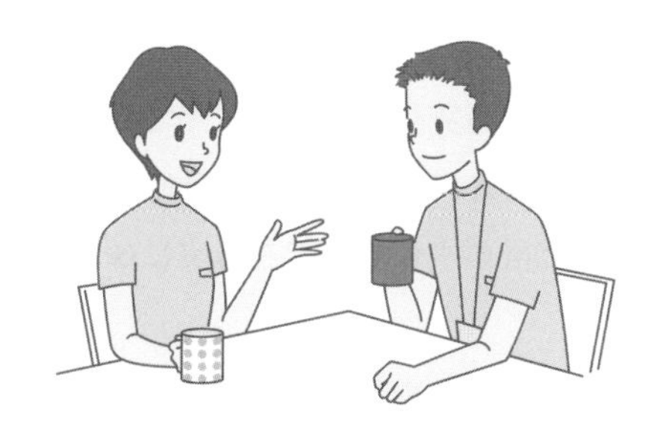

ディスカッションを繰り返し，周囲の人々を納得させられるように説明できるようになったころには，あなたの**疑問**は，しっかりした**研究の問い**に成長していることでしょう．ここまでたどり着いたあなたは，もう研究を先に進めたくてウズウズしていることと思います．ディスカッションは，研究の楽しさを倍増させるための重要なエッセンスなのです．

3 看護研究はどこからどのようにスタートするの？

看護研究の第 1 歩は，全体のタイムスケジュールを考えることです．

研究には山あり，谷あり．みっちり時間と労力をかけてメンバーみんなで取り組まなければならない時期と，メンバーそれぞれが分担して作業しなければならない時期とがあります．どのように進めていくのがよいか，まず全体計画（タイムスケジュール）を検討しましょう．その後，研究テーマの絞り込み，研究目的・目標の明確化，研究方法の検討へと進めていきます．

さあ，研究に取り組んでみたくなってきましたね！

a まず何を考えればよいの？

全体の道のりを，“**看護研究ガイドマップ――研究岳登山**”（☞ vi，viiページ）に示しました．

研究の内容にもよりますが，**研究計画書作成**までで研究岳登山の 6 割の行程を進んだことになります．ここまでは，焦らずじっくり時間をかけて繰り返し，ていねいに行いたいものです．研究計画書作成までを確実に練っておけば，後は**データ収集**を着実に行うだけです．

データは，長い期間をかけてダラダラ収集し続けるのではなく，ある一定期間に一気に取ってしまうことをお勧めします．時間を長くかければかけるほど，データ収集の条件を一定に保つことがむずかしくなります．研究を継続するための環境さえ変化してしまうこともありえます．どのようにすれば，一定期間内で集中的にデータ収集ができるかも，検討しておくとよいでしょう．

データの分析や論文作成は，ある程度腰を落ち着けて行わなければなりませんが，これもじっくり時間をかければよいというものではありません．重要な論文は研究テーマを絞り込む段階でかなり読み込んでいるはずです．結果に基づき，スピーディーにまとめることを考えてください．

b スタートですることは何？

単なる疑問と研究の問いの違いについては，前述しました．

では，研究の問いをさらに研究テーマへと洗練させていくためには，どうしたらよいのでしょうか？　ここからが，本格的な研究のスタートです．

あなたの研究の問いを，目に見える形で表現してみましょう．文章にしても，図に表しても，どちらでも構いません．あなたの頭の中にあるものを，形にするのです．ためらわず，深く悩みすぎず，とにかく書いてみることに挑戦してください．

その際，以下の内容を検討しながら進めていきましょう．

1 研究の問いの構成要素（原因・誘因・関連要因）と経過

あなたが考えている研究の問いができるだけ具体的にリアルに他者に伝わるように，事実を原因，誘因，関連要因に分けて客観的に書き出してみましょう．それらの因子の相互関係を検討しておくことも必要です．さらに取り上げたい看護現象がどのような経過をたどってきたのかも，書いておくとよいでしょう．

このように整理することで，あなたの研究の問いの構造が見えてくるはずです．そうすると，1つだけだと思っていた研究の問いが，複数の疑問が絡み合って成り立っている問いであることに気付いたり，時期によって問いの構成要素が微妙に異なることに気付いたりします．またこのように整理することで，思い込み・決め付けや論理的飛躍があることを，客観的に振り返ることにもつながります．

これらの作業によって，あなたが今回明らかにしたい研究テーマをどこに絞るべきか，検討するヒントが見えてきます．

2 研究の問いに含まれるキーワードの明確化

あなたが取り上げたい看護現象・研究の問いは，どのようなキーワードで表現することができますか．それらのキーワードをどのように定義付けて使用すべきでしょうか．

たとえば，前述の例である「告知を受けたがん患者が治療を主体的に選択する心理プロセスとは，どのようなものだろうか？」という研究の問いの場合，告知とはどのような内容の説明を指すのか，がん患者はサバイバーに限定するのか，予後不良の患者も含めるのか，「不眠を訴える患者に対してアロマセラピーは，効果があるのだろうか？」という研究の問いの場合も，不眠をどの範囲に限定するのか，アロマセラピーとはどのような療法なのか，効果とは何か，など定義付けておく必要があります．

3 研究の目的（意義）の明確化

1，2 をふまえて，あなたの研究の目的を検討します．

この研究成果は，看護にどのように役に立ちますか．言い換えれば，何のために研究を行うのでしょうか．それを明確にすることで，もう一度，看護研究として取り組む価値があるのかを検討することができます．

たとえば「告知を受けたがん患者が治療を主体的に選択する心理プロセスとは，どのようなものだろうか？」という研究の問いの場合，この研究を行うことが，治療選択に迷うがん患者をどのタイミングでどのように支えることが効果的なのかを検討することへとつながっていくでしょう．治療選択に迷うがん患者の看護を検討する上での基礎的研究とすることが目的になるでしょう．また「不眠を訴える患者に対してアロマセラピーは，効果があるのだろうか？」という研究の問いの場合，不眠に対する看護援助方法を確立する一助とすることが目的にあると考えられます．

4 研究の目標の明確化

前述の研究目的を達成するために，あなたの今回の研究でどこまでを明らかにしようと思うのか，具体的な到達点を示します．

たとえば告知を受けたがん患者が治療を主体的に選択する心理プロセスとは，どのようなものだろうかという研究疑問の場合，まず，がん患者が主体的治療選択にいたる要因はどのようなものがあるのかを明らかにすることが目標としてあがります．さらにその要因がどのように関連しながら経過していくのか，その相互関係と時間的プロセスを明らかにすることも目的になるでしょう．こういったことが明確になることで，先ほど示した目的に近付いていくということがいえます．

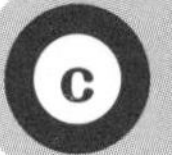

研究テーマの絞り込みで大切なことは何？

ここでもう一度，研究で取り上げるべきテーマと業務改善の違いについて考えておきましょう．

“ⓐそれは研究の問いなの？”（☞ 9ページ）で感染予防マニュアルを作成すれば，医療スタッフの迷いがなくなり，統一した感染予防行動がとれるのではないかという疑問を取り上げ，説明しました．その際，「感染予防マニュアルの効果を検証したいのだから，看護研究になるのではないか？」と思われた読者が数多くおられたのではないかと思います．

実際，看護研究と業務改善を分けることがむずかしいという声を多く聞きます．実際の臨床現場で，困っていること・何とかしたいことを解決しようとして取り組むことがすべて“研究”になるならば，看護研究も業務改善も，まったく同じだといわざるを得ません．

しかし，もう一度考えてください．

「看護研究とは疑問や未知の看護現象を明らかにするために科学的方法を用いた組織的探究である．この看護現象は看護活動に関する現象であり，看護研究の焦点は看護現象にあるということができよう」[1]

ということでしたね．例であげた研究疑問はスタッフの迷いや統一した行動という面からマニュアルの効果を判断しており，看護現象を取り扱っているのではなく，看護業務をターゲットにしていることが明確です．看護研究も業務改善も，最終的な目的はよりよい看護の提供であることは否定しません．しかし，研究として取り上げようとしている現象が，本当に看護現象なのかは，よく考えなければならないという点を，再度確認しておきたいと思います．

引用文献
1）小笠原知枝，松木光子編：研究の意味．これからの看護研究―基礎と応用，p.6-7，ヌーヴェルヒロカワ，2009
2）ANA（小玉香津子，高崎絹子訳）：看護業務の本質と範囲．いま改めて看護とは，p.24-25，日本看護協会出版会，1984

第2歩 看護研究のテーマを決めよう

問題に関連する研究を文献検索して見つけよう

研究のテーマがある程度見えてきたところで，今度はそのテーマに関して，過去の知見をふまえながらさらに絞り込み，吟味をしていくことが必要になります．第2歩ではそのために必要となる，文献の探し方と読み方について述べます．文献検索と文献検討は，研究の計画を立てるときのみならず，研究の結果について考察するときにいたるまで，研究のすべてのプロセスにおいて重要な作業です．

ここでは，そのとても大切な文献を探すための作業の手順とポイントについて学んでいきましょう．

1 文献検索は何に役立つの？

文献検索をすることで，過去においてどのような研究がなされて，何が明らかになっているのかを把握します．そして，自分の研究テーマの絞り込みを行い，研究の方法についてさらに検討をします．また，自分の研究の結果について述べる際にも文献との比較検討を行います．

a 文献検索と文献検討とは？

第1歩でのプロセスを経て，あなたは今，研究に関するなんらかのテーマ(キーワード)，すなわち“わたしの疑問”をもっていることと思います．文献検索・文献検討とは，その“わたしの疑問”を“明らかにするべき研究テーマ”として明確にしていくための情報収集作業です．

文献を読むことの意義は，おおまかに次の4点があげられます．

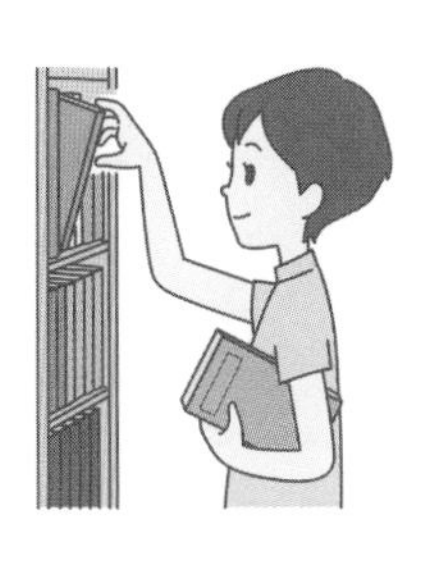

1 研究テーマの重複を避け，絞り込んでいくために

実践の場であなたが抱いた“わたしの疑問”はひょっとしたらすでに誰かが明らかにしていることかもしれません．研究が成り立つためにはテーマや方法，対象等の独創性が求められます．つまり，すでに明らかになっていることをなぞったとしても，それは新しい発見とはいえません．文献検索・文献検討の大きな意義として，同様の研究領域において“**すでに明らかにされていること**”と“**まだ課題として残っていること**”を知り，“**自分の研究がどこに位置するのか**”を明らかにすることがあげられます．

多くの場合，研究は費用や労力，時間がかかります．過去の研究を知ることで，重複を避け，自分の研究の立ち位置やその意義を明確にし，できるだけ効率よく研究を進めていきましょう．

重複を避けるといっても，過去に行われた研究の結果に疑問があり，それをさらによい方法で確認することはまったくの重複というものでもありません．その疑問点を明らかにするためにも，過去の文献を検討し，よく吟味することは重要となります．

2 用語の明確化のために

研究のすべてのプロセスには科学的で論理的であることが不可欠です．すなわち，今抱いている“**わたしの疑問**”が“**わたしだけの疑問**”という，**うやむやな状態で**あってはなりません．文献を読み，言葉の意味(用語の定義)のうやむや感を排除することで，“わたしの疑問”に，誰もが納得できる科学性と論理性を確保することができるのです．

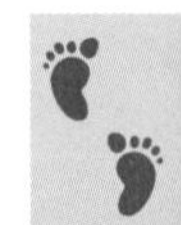

▼**たとえば**

“がん患者のストレス”について興味を抱いたとしましょう．

私たちは日常の会話の中でも“ストレス”という単語を用いており，ある程度互いに共通した理解をしているでしょう．しかし，“ストレス”をＡさんは「なんとなく気が重い感じ」と思っているかもしれませんし，Ｂさんは「なんらかの身体症状が生じている状態」と思っているかもしれません．

研究を成立させ，その結果を正しく伝えるためには，自身の頭の中や経験の範囲内で判断するのではなく，**学術的にその用語がどのように定義されるのかを明確に**する必要があります．

3 研究方法の検討のために

研究の遂行にあたって，その方法の選択はとても重要です．研究にはその研究テーマに見合った方法が求められます．用いている測定方法や尺度，分析方法(統計など)には“お作法”があります．それらを適切に選択し，研究をスムーズに遂行するためにも，同様の，あるいは近似する研究がどのような方法を用いているのかを知ることが大切です．文献を読み込むことで，その方法についてより具体的に知ることができます．

4 結果について述べるために

研究は，新しい知見を得るために行います．研究が進み，結果が見えてくると，その結果について考察することになります．考察とは，自分の実施した研究の結果がどのようなものであったのか，そしてそれはどのような臨床的な意義をもたらすのか，今後に残る課題は何なのかについて述べるものです．多くの場合，**考察はこれまでの研究で明らかになった結果や，述べられている考察の内容などに照らして行われるため，この段階においても文献を読んでおくことが求められます．**

2 そもそも文献とは？

文献とは，印刷された書物全般を指し，一次文献と二次文献に大別されます．

一次文献とは，オリジナルな内容を記述したものであり，二次文献は一次文献を検索するための資料です．文献検討をする際には一次文献を用いますが，それを効率よく収集するために二次文献を使いこなすことがポイントです．

a 文献とはどのようなもの？

さて，文献(literature)とはそもそも何でしょうか？　広辞苑(第7版)には以下のとおりに記述されています[1)]．

「論語に由来し，“献”は賢の意．

①書き取られたものと賢者が記憶しているもの．書き伝えと言い伝え．記録と口碑．

②研究資料となる，筆録または印刷された文書・書物．（参考 ――）」

すなわち，文献とは印刷された書物全般を指します．近年ではオンラインの学術雑誌も多くありますので，あるいは印刷されていないものも含まれていると考えてもよいでしょう．

さて，一般的に文献には出版社等が出している書籍(book)と，学術団体等が刊行する雑誌(journal)があります．

書籍は，雑誌に比べてある程度の時間をかけてつくられるものです．そのため，その情報には多少のタイムラグがありますが，時間をかけている分，概念や理論が網羅的に整理されて記述されているという特徴があります．

一方，雑誌には主に研究の成果や最新の知見が掲載されています．自分の研究課題が最新の情報の中でどのような関係になるのかを把握するためにも，雑誌で最新の情報を得ることは不可欠です．

b 一次文献と二次文献とは？

文献には一次文献と二次文献があり，その特徴はおおまかに**表１**のとおりです．

つまり，“がん患者のストレス”に関して研究した論文は**一次文献**であり，その研究論文を探す（検索する）ために用いる索引誌やデータベースを**二次文献**といいます．

二次文献には，研究の概要が把握しやすいようにタイトルや著者名（所属），掲載雑誌名・巻号・ページ・年，研究キーワード，抄録（要旨・要約）等が収録されています．目指す一次文献を効率よく，そして網羅的に得るためには，この二次文献をうまく使いこなすことが不可欠です．

かつて，二次文献は冊子体で提供されていましたが，その量は膨大（刊行されている医療系の学術雑誌の数を想像してみてください）であり，近年ではその多くがデータベース化されるようになってきました．多くの医療系大学とその付属図書館や，大きな病院等からインターネットで検索ができるようになっています．いくつかのデータベースについては，個人での使用（無料または有料）も可能です．

次の項目からはそのデータベースを使いこなすためのコツについて学んでいきます．

表1　一次文献と二次文献

一次文献	●オリジナルな内容（はじめて公開される内容）が記述されたそのもの 例：書籍（単行本や教科書），論文，雑誌，新聞　など
二次文献	●一次文献を検索するための資料 ●それ自体はオリジナルな内容を含まない 例：文献目録，索引誌，抄録誌，データベース　など

3 どのような文献をどのように集めるの？

文献を集める際には，自分の研究に関連するものをできるだけ多く，網羅的に集める必要があります．そのためにはデータベースをうまく使いましょう．データベースで文献を検索する際のポイントは，キーワードの選択です．文献検索の際には，自分の研究に関連するキーワードについて整理しながら，効率よく行うようにしましょう．

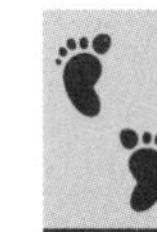

文献とは何なのか，集めて読む理由はなぜなのかがわかったところで，次はいよいよ実際に文献を集める作業に入りましょう．

さて，この段階になると「文献はどのくらい集めたらいいのだろうか？」という疑問をもつことと思います．その疑問に関しては「上限も，規定もない」としか回答しようがありません．

研究のテーマがとてもポピュラーで，これまで多く研究してこられているものであれば，その文献の数は相当なものになるでしょう．一方，とても独創的で，まったく新しいテーマ（！）であったとするならば，文献が見つからないこともあるでしょう．

いずれにしても，**文献を検索する際には，関連する文献をできるだけ多く，しかも網羅的に集めること**が大切なのです．

ここでは，実際の文献検索の手順と，そのためのスキルについて学んでいきます．

ⓐ インターネットでデータベースを使いこなすって？

前述のように，近年では文献検索の作業をインターネットのデータベースで行うことが多くなっています．その理由は，即時性（インターネットなので，データ更新の反映が早い）や，利便性（インターネット接続環境にあれば，用語を入力するだけで目的の文献を検索できる）といった特長があるからです．

インターネット上で文献検索をするデータベースには，いくつかの種類があり，それぞれ特徴があります．以下に主なデータベースを紹介します．

無料あるいは安価での使用が可能ですので，まずは実際にそれぞれの web ページで確認をしてみてください．

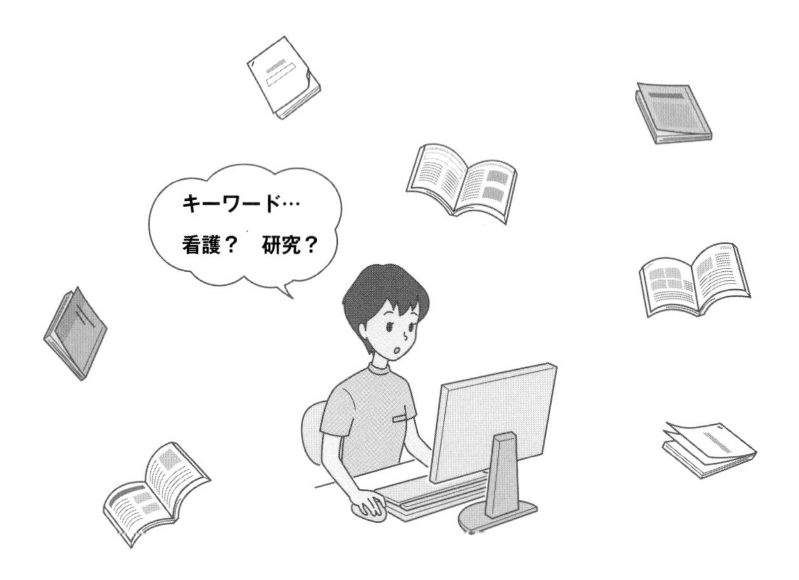

1 医学中央雑誌　＜https://www.jamas.or.jp/＞

医学中央雑誌は1903年に創刊され，国内医学文献を検索する際にもっとも多く用いられるデータベースの1つです(**図1**)．国内発行の，医学・歯学・薬学・看護学および関連分野の定期刊行物，のべ約7,000誌から収録した約1,300万件の論文情報を検索することができます．

医学雑誌が中心ですが，その採択分野は生理学や生化学の基礎分野を含めて幅広く，看護系の学会誌や大学の紀要等も含めて検索できます．

大学や大きな病院等では法人契約がなされていますが，個人での申し込み(医中誌パーソナルWeb)も有料で可能です．料金は2020年1月現在，月額2,000円(8時間)と，4,000円(20時間)の2つのコース(いずれも税抜価格)があります．デモ版(https：//demo.jamas.or.jp/)での無料体験ができるので，まずは試してみましょう．

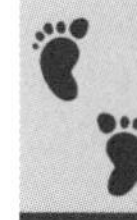

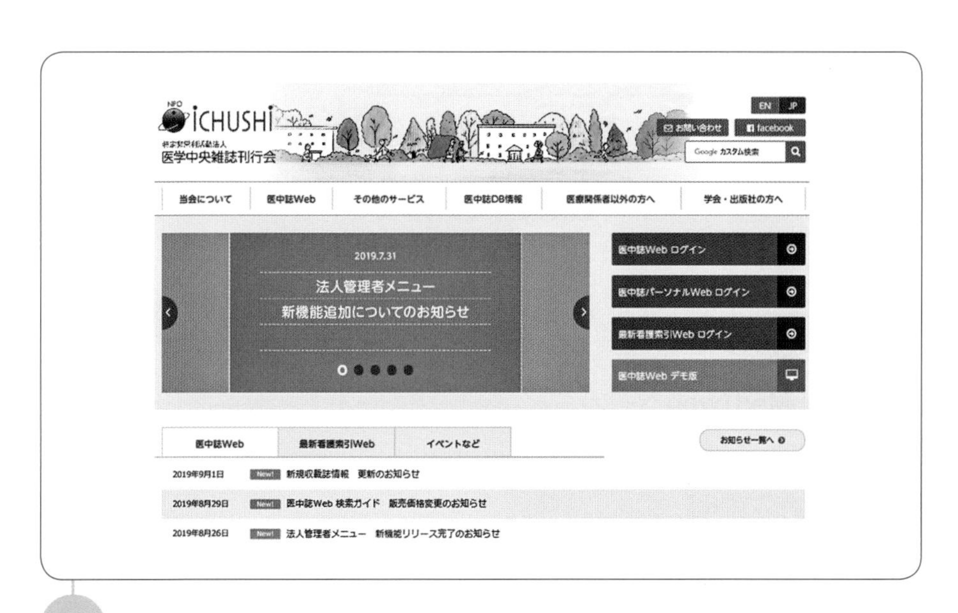

図1　医中誌Web（webページ）

医中誌Web，https：//www.jamas.or.jp/より(2019年10月24日検索)

2 PubMed（MEDLINE） ＜https://www.ncbi.nlm.nih.gov/pubmed＞

MEDLINEは米国国立医学図書館(U.S. National Library of Medicine：NLM)が提供するデータベースで，1966年から現在までの世界約80ヵ国，5,200誌以上の生物医学雑誌に掲載された論文や記事の書誌データを収録しています．

そのMEDLINEのデータベースをインターネット上で無料で検索できるシステムがPubMed(パブメド)です(**図2**)．外国語の医学文献を検索する際に，もっとも用いられているといってもよいでしょう．抄録(abstract)までは無登録・無料で閲覧が可能です．

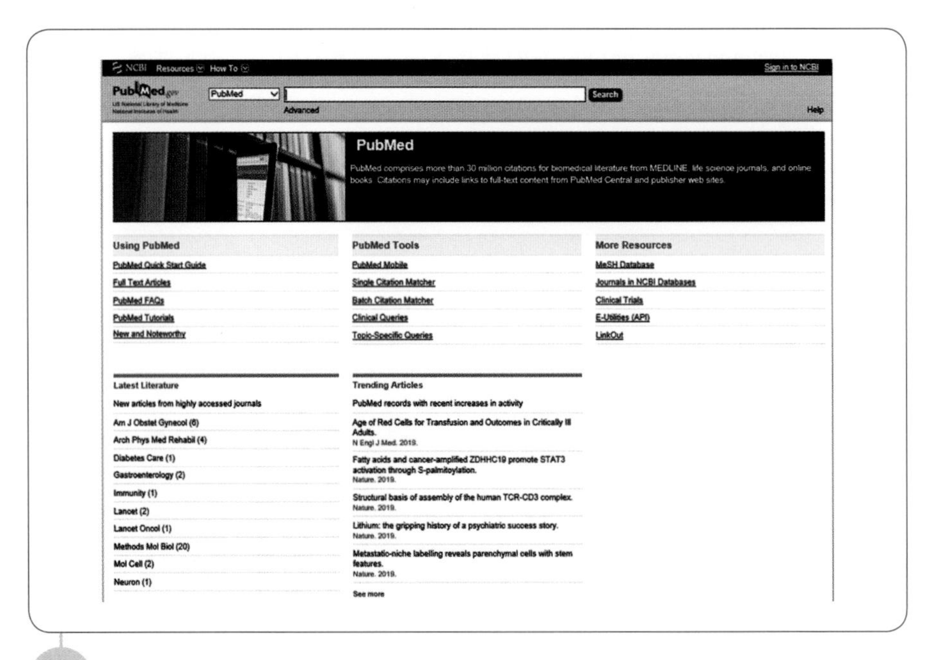

図2 PubMed(webページ)

PubMed, https://www.ncbi.nlm.nih.gov/pubmedより(2019年9月3日検索)

3 CINAHL

＜https://www.ebscohost.com/nursing/products/cinahl-plus-with-full-text＞

CINAHL（シナール）シリーズは米国のEBSCO社傘下のCINAHL Information Systemが制作した看護学の基本的データベースです（**図3**）．全米看護連盟および米国看護師協会が発行するすべての看護系雑誌と出版物を収録しています．すべて英語の文献ですが，その収録内容は，論文にかかわらず，書籍や会議録，教育用ソフトやビデオの情報も網羅しています．CINAHL Plus with Full Textでは，5,000誌以上の雑誌論文の抄録情報を収録し，そのうちの約770誌以上を全文で提供しています．

利用は有料ですが，冒頭のページでfree trialの登録申請が可能です．

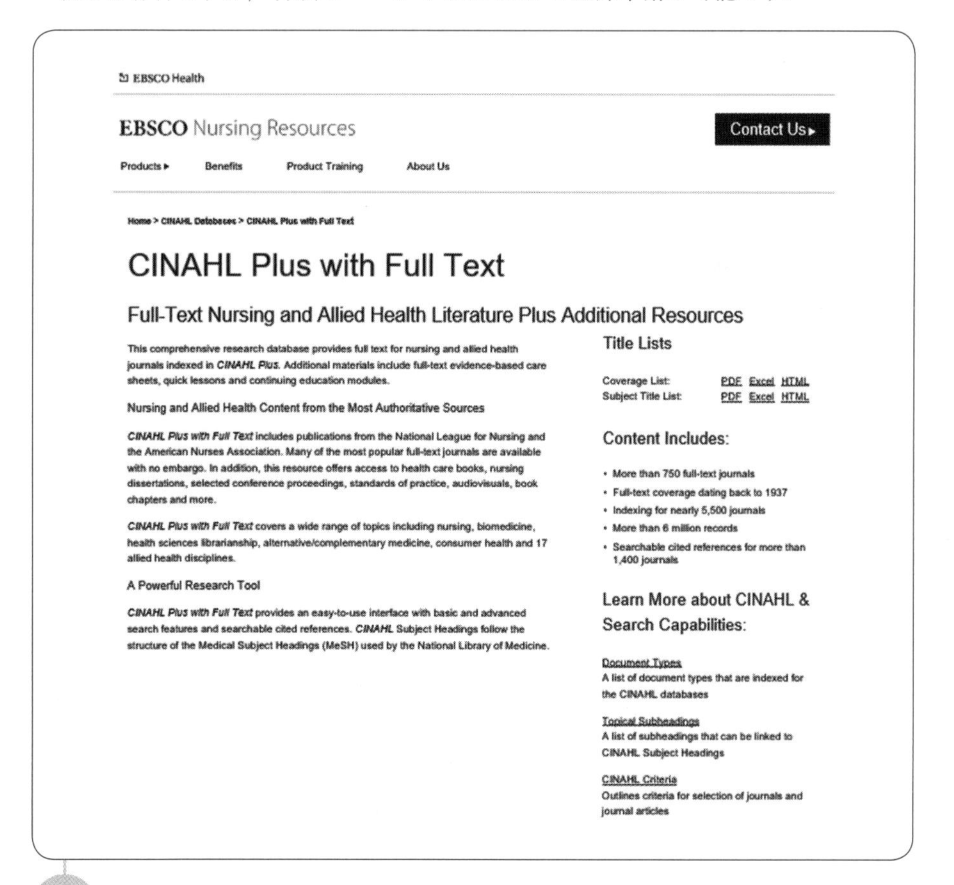

図3　CINAHL（webページ）

CINAHL, https://www.ebscohost.com/nursing/products/cinahl-plus-with-full-text/より（2019年9月3日検索）

4 CiNii　<https://ci.nii.ac.jp/>

CiNii（サイニィ）はわが国の国立情報研究所が運営する学術論文や図書，雑誌等の情報を検索できるデータベースです（**図4**）．無料で論文や本，雑誌などの学術情報を検索でき，論文の一部を見ることができます．また論文詳細情報や本文閲覧や本文入手支援などについては有料のものもあります．有料のユーザー登録をするとこれらの料金が優待されます．

とくに“CiNii Articles（日本の論文をさがす）”は，国内の学協会刊行物・大学研究紀要・国立国会図書館の雑誌記事索引データベースなど，学術論文情報のデータベースで，一般に無料公開されている論文も多くあります．

また，“CiNii Books（大学図書館の本をさがす）”は，全国の大学図書館等が所蔵する本（図書や雑誌等）の情報を検索できるサービスです．医学分野に限った情報ではありませんが，自分の探している本がどこに収蔵されているのかを検索することができます．

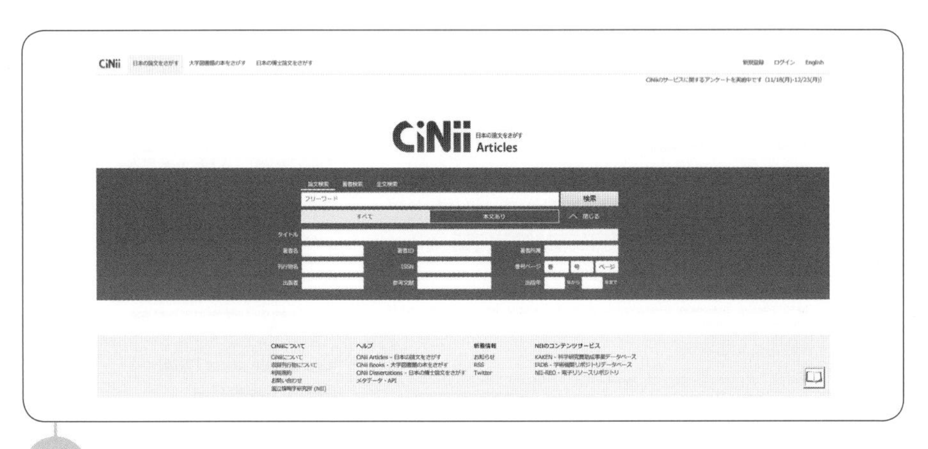

図4　CiNii Articles（webページ）

CiNii Articles，https://ci.nii.ac.jp/より（2019年9月3日検索）

5 Google Scholar　<https://scholar.google.co.jp/>

皆さんもご存じ，いちどは使ったことがあるのではないでしょうか．検索エンジン最大手の１つ，Google．通常のGoogleはウェブサイトを検索するために使いますが，Google Scholarは学術論文や書籍の検索に特化したもので，無料で利用することができます．リンクがされていれば論文のフルテキストまでアクセスできます．論文タイトルだけでなく，本文の記載内容まで検索対象となるので，広く文献を探したいときには有用です．一方で，多岐にわたる分野の学術出版物が検索対象となるため，必要としない文献まで検索結果に出てくる場合もあるので，注意が必要です．

とはいえ，無料で医学系に限らず広く検索することができるので，いちど試してみてはいかがでしょうか．

Google Scholarでは，設定の画面で図書館リンクを設定することで効率よく検索することができます(**図5**)．手順は次の通り．①トップ画面でメニューをクリック，②設定をクリック，③図書館リンクをクリック，④図書館アクセスリンクを設定(最大５つ)で任意(最寄りやアクセスしやすい)図書館名を入力して検索，⑤保存をクリック．

設定をしておくと，その図書館に該当する文献があるかも併せて表示されます．

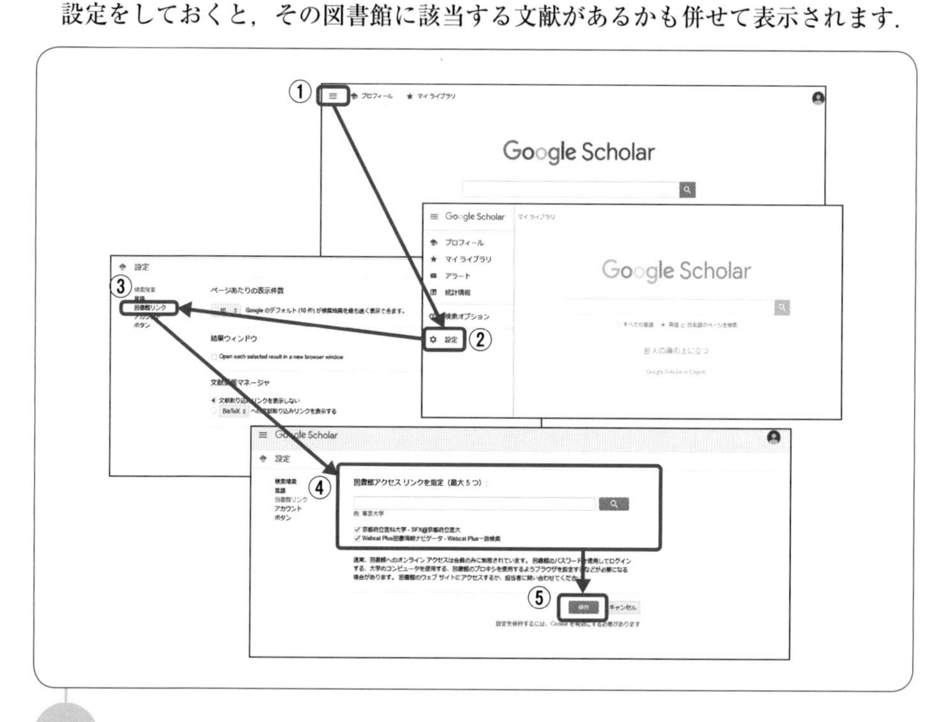

図5　Google Scholar(図書館リンクの設定)

文献検索に必要なスキルとは？

1 キーワードで文献を検索する

文献検索をする際には，一般的にキーワードを入力して行います．そのため，文献検索を効果的に行うには，キーワードを適切に選ぶ必要があります．

ここでは，日本語文献の検索にもっともよく用いられる医学中央雑誌の無料デモ版(**図6**)を用いて実際の検索方法を紹介します．

たとえば“がんの看護”について興味をもったとしましょう．キーワードに“がん”と“看護”を入力し検索ボタンを押すと，2012年3月現在のデータで，1,963件がヒットします．これらをかたっぱしから読んでいくことはまったく現実的ではありませんので，ここからさらに絞っていくことになります．

まずは，検索対象を原著論文に限ります．“絞り込み条件”の“□原著論文”を

医中誌Web デモ版
Japan Medical Abstracts Society
医中誌WebDDS　HELP　My医中誌　お問い合わせ　終了
検索　書誌確認画面　シソーラス参照　クリップボード
すべて検索(キーワードなど)　著者名　その他　収載誌名
検索　クリア
絞り込み条件　すべての絞り込み条件を表示　HELP
□本文あり　□本文あり(無料)
□抄録あり　□最新の5年分に限定　□OLD医中誌に限定
□原著論文　□解説・総説　□会議録除く　□症例報告・事例
□看護文献　□治療に関する文献　□診断に関する文献　□副作用に関する文献
INFORMATION
医中誌Webデモ版とは
医中誌Webデモ版では、有料版とほぼ同等の機能をお試し頂けます。ご契約の検討にあたり、ご利用ください。
デモ版で検索できるデータは、2018年前半の6ヶ月分の約28万件のみです。（有料版には、1959年以降の約1,300万件のデータが収録されています。）
禁止事項
「医中誌Webデモ版」は、医学中央雑誌刊行会が、「医中誌Web」の機能を試すことを目的として、通常の利用方法（医中誌Web自体の検索・表示機能による利用）による「医中誌Webデモ版」へのアクセスを許諾するものです。
通常の利用方法以外での一切の利用は禁じられています。
関連情報
▼法人向けサービス（医中誌Web）の料金やお申し込み方法についてはこちら。
▼個人向けサービス（医中誌パーソナルWeb）の料金やお申し込み方法についてはこちら。
▼お問い合わせはこちら。平日の9時〜17時、E-mailおよび電話にてご対応します。
Copyright © Japan Medical Abstracts Society , All rights reserved.
ページの先頭に戻る

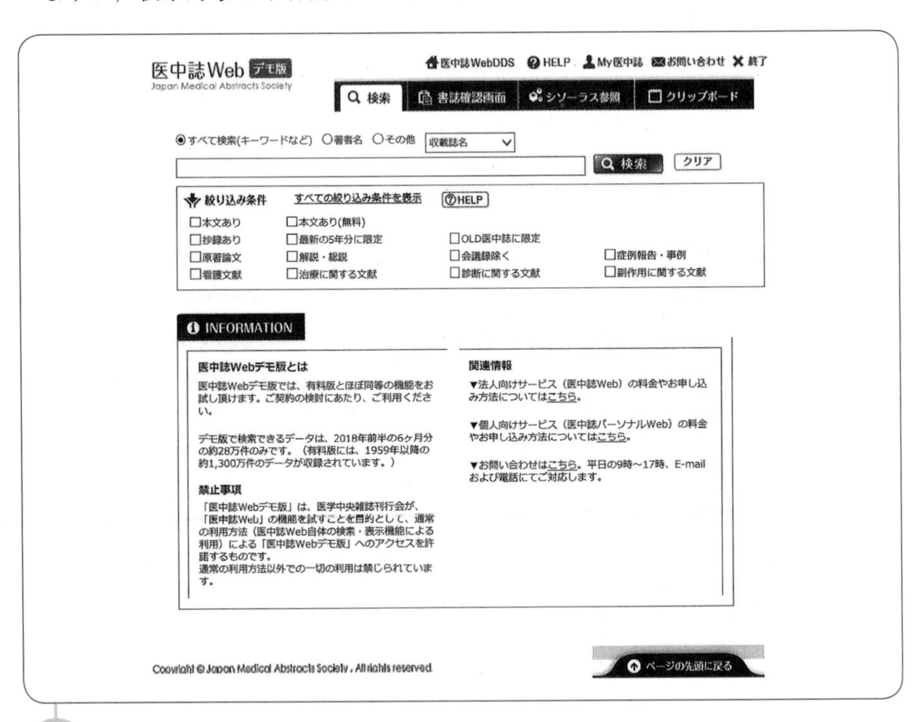

図6　医中誌Web(デモ版)(webページ)

医中誌Webデモ版，https://demo.jamas.or.jp/より(2019年9月3日検索)

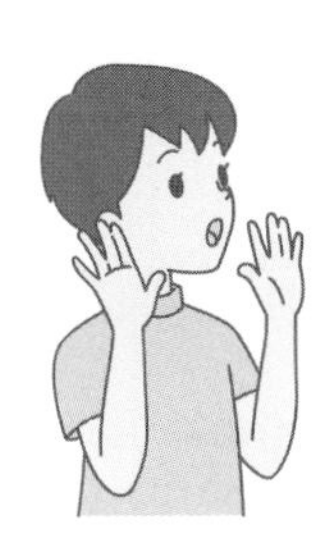

“がん”　“看護”
“原著論文”
“QOL”
“緩和ケア”

チェックします．すると，今度は469件まで絞られました．まだ全数を検索することは困難なので，さらに絞り込みを行うことになります．

絞り込みの方法としては，キーワードを増やす，収載誌発行年を限定する等の方法があります．ここで，さらに“QOL”とキーワードを入力してみましょう．すると今度は31まで文献が絞られました．ここまでいくと，タイトルや抄録を読んで必要な文献をピックアップすることが可能になるでしょう(**図7**)．

さらに，網羅的に検索を行うためには，ほかの用語で検索することも必要になるかもしれません．たとえば，“がんの看護”の中でもとくに終末期に興味があるのであれば，“ターミナルケア”や“緩和ケア”，“ホスピス”等の用語での検索も必要となるでしょう．どのような用語を入力するのか，キーワードを適切に選択するスキルは文献検索に不可欠です．

2 文献から文献へ

このようにデータベースでの検索を行う一方で，もう1つ効果的な検索方法があります．それは“芋づる式”です．

データベース検索をしていく中で，おそらくは自分の研究課題に似ている，あるいはなんらかの“手がかり”になりそうな文献を見つけることができるはずです．そのような文献を見つけたら，今度はその文献の末尾に記入されている参考文献のリストを見てみましょう．そこにはその研究をする上で筆者が参考にした文献が一覧となって記載されています．その中からさらに自分の研究課題に関連しそうな文献をピックアップしていくことも有効な手立ての1つです．ただし，その場合に注意しなければならない点が2つあります．

1つは，最初の手がかりとする文献は比較的新しいものである必要があります．そうでなければ，最新の情報を見逃してしまう可能性があるからです．

2つ目は，必ずリストから見つけた文献のオリジナルを読むことです．手がかり

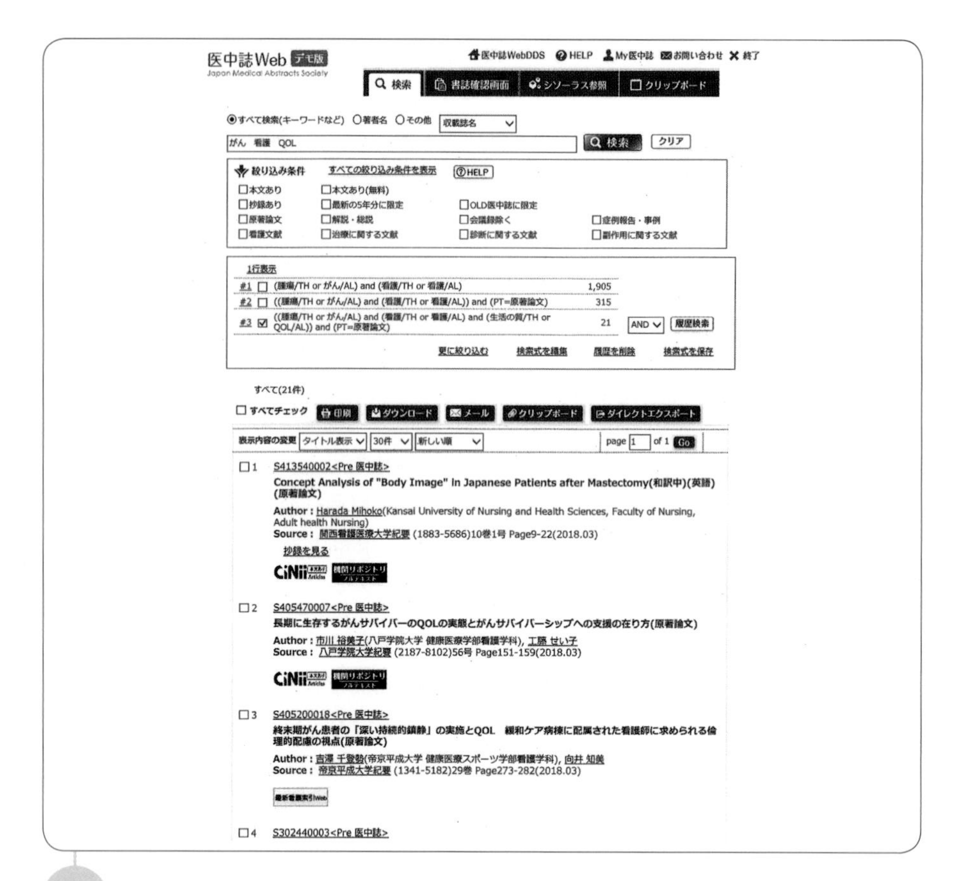

図7　医中誌Web（デモ版）の絞り込み例

医中誌Web（デモ版）絞り込み例，https：//demo.jamas.or.jp/index.phpより（2019年9月3日検索）

となる文献の引用部分をさらに引用することを，孫引き（まごびき）といいます．孫引きを行うと引用間違いをそのまま踏襲してしまう可能性を否定できません．引用間違いがなかったとしても，引用とは一部分のみであるため，オリジナルの論文を読み，全体像を把握することは必要です．文献を用いて自分の研究について論じる際には，必ず全体の主旨を把握した上で行うようにしましょう．

3　検索結果が少なすぎる／多すぎるんだけど??…シソーラスと検索式を使いこなそう

1）シソーラスのすすめ

検索のさいには，文章で入力せずに「キーとなる単語（キーワード）」を複数組み合わせて入力しましょう．適切なキーワードを選ぶときに参考になるのが「シソーラ

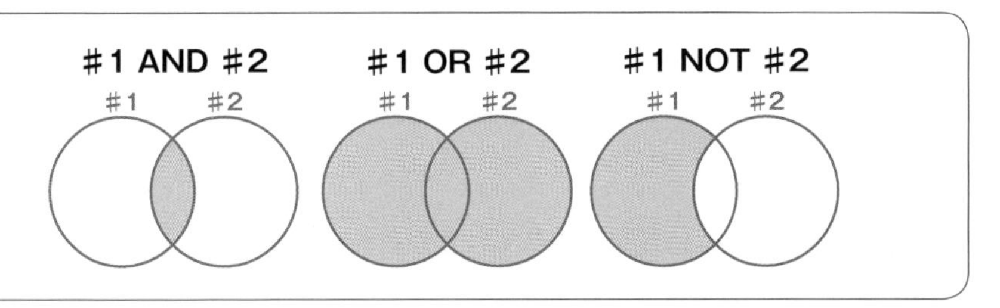

図8　主な理論演算子

医中誌Web HELP，https：//www.jamas.or.jp/houjin/ruledetail.htmlより引用（2020年1月9日検索）

ス（統制語）」です．検索しようとしている単語が，本当に自分の思っていることを表現しているのか，シソーラスを活用して確認しましょう．

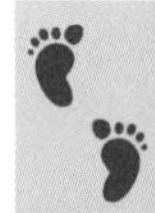

2）検索式の活用

キーワードを組み合わせるときに重要なのが「検索式」です．検索タグや論理演算子などをうまく組み合わせるのがコツです．主な論理演算子には「and（論理積）」「or（論理和）」「not（論理差）」の3つがあり，図式化すると**図8**のようになります．

c　メモで残すって？

いずれにしても，いくつかの無料版を使って，とにかくいろいろなキーワードを入力しながら，検索を試してみてください．その際は入力したキーワードや得られた結果について，メモで残すことを忘れずに．

［メモの例］

文献タイトル
著者
誌名（年，巻号，ページ）
入力キーワード　○○，××
検索データベース　△△（検出された文献数）
論文の主旨・・・・・

引用文献　1）新村　出編：広辞苑，第7版，p.2615，岩波書店，2018

2 研究論文をクリティークしよう

1節では研究の問いに関連するさまざまな研究論文を探して見つけました．ここでは，見つけ出した研究論文をクリティークしましょう．

1 研究論文をクリティークするとは?

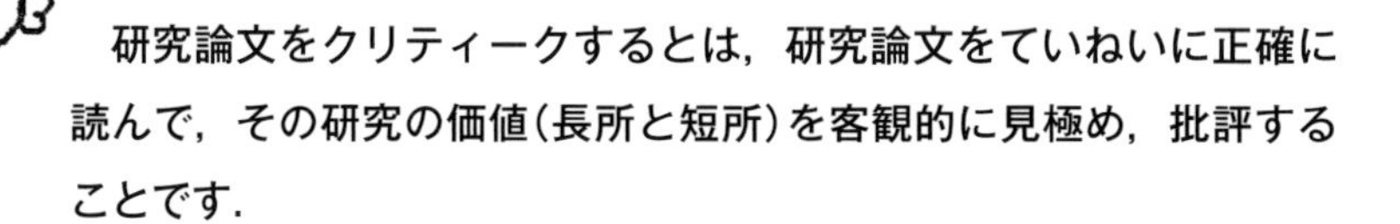

研究論文をクリティークするとは，研究論文をていねいに正確に読んで，その研究の価値（長所と短所）を客観的に見極め，批評することです．

残念ながら，見つけ出した研究論文がすべて，あなたの研究に役立つわけではありません．自分の研究に役立つ論文であるか，目的をもって読むことが必要です．

研究論文を読むときには，論文に述べられた結果や結論を鵜呑みにするのではなく，客観的に，その研究者の思考プロセスを追いながら読むことが大切です．そして，その研究の価値を見極めます．これを「研究論文をクリティークする（批判的に読む）」といいます．「クリティークする」という表現は研究者の間ではよく用いられます．

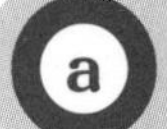

a 研究の価値を見極めるって？

研究の価値を見極めるための視点として，3つの視点[1)]を紹介します．

① **有用性**：その研究成果は，あなたの研究の問いを煮詰める上で，そして看護の実践や教育の場で役立てることができるかどうか，という視点です．その研究成果にあなたが疑問に思う点がなく，あなたの研究や実践に活用できると考えられるものが有用性の高い研究です．

② **完全性**：その研究の全容について，あなたが理解できるように十分な情報を与えているかどうか，という視点です．論文にある情報で，あなたがその研究を再現することができるようでなければ，その研究は完全であるといえません．

③ **一貫性**：研究の疑問から，目的，方法，結果，考察，そして最後の結論までが，1つの方向(何を明らかにするのかという視点・方向)を向いて，筋道を立てて考えられているかどうか，という視点です．研究論文を読んでいて，「先に述べられたこととつじつまが合わない」「このデータは，どこから来たのか」「この考えは，何を根拠に述べているのか」「目的に合っていない」といった考えがあなたに浮かぶようでは，その研究は一貫性を欠いています．

この有用性，完全性，一貫性について，あなたが論文を読んで判断し，自分の目的，ここでは自分の研究に役立つかどうか，を決めます．

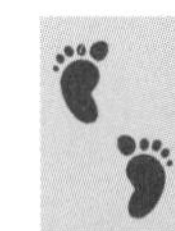

ⓑ 研究論文をクリティークするときの視点と気を付けたいことは何？

表1に，研究論文の各内容をクリティークするときに，あなたが気に留めておくとよい視点をまとめました．

まず，論文の形態，つまり，研究の目的，方法，結果，考察，結論といった研究論文に含まれているべき内容が記されているでしょうか？　通常は，内容に該当する見出しが付けられていますが，見出しが付いてない場合は，自分で見出しを付けておきましょう．後で読み返すときに役立ちます．

次に，**表1**にある視点で，論文の各内容を読んでいきますが，その研究は，何を明らかにするのかという目的が明確で，その目的に合った方法を用いて，目的に合った結果を得ることができ，その結果に基づいて，目的に沿って筋道を立てて考えることができているかどうかということを検証します．

最後に，あなたが研究の価値を見極めるときに，気を付けてほしい点について記します．

“ⓐ研究の価値を見極めるって？”で示したような視点で研究論文を読むと，「もっとわかりやすく表現すべきだ」「この点についても述べる必要がある」など，不足している点に目がいきがちになります．研究の価値は，長所と短所を探すこと

表1　研究論文の各内容をクリティークするときの視点

タイトル	わかりやすく，研究内容を表現しているか.
目的	何を明らかにするのかが明確か. それを明らかにする必要性や意義の根拠が示されているか.
方法	研究目的に合った方法か．対象者の選択手順，データ収集の方法と項目，データの分析方法は，明確か. データの信頼性・妥当性を確保する取り組みはあるか. 対象者に対する倫理的配慮は十分か.
結果	研究目的に合った結果を示しているか. 先に述べられた研究方法によって得られた結果か.
考察	結果の意味を解釈しているか. 研究目的や結果に基づき筋道を立てて考えられているか. 研究の限界と看護への貢献について，どのように述べているか.
結論	目的に合致し，結果から導いているか.

です．どんな研究にも限界があります．その限界の中で，いかに真実に近づこうとしているのかを学びましょう．客観的に不足している点を指摘しながら，「このアイデアは使える」「ここをこうすれば…」と，その論文から学ぶ姿勢と自分に役立つものを見出す視点を大切にしてください.

2 何のために研究論文をクリティークするの?

集めた研究論文を使って，あなたの研究の問いの答えが明らかにされていないかを確認し，あなたの研究の問いを明らかにする必要性の根拠や問いを明らかにする方法のヒントを得るためにクリティークします.

研究は，今までわからなかった疑問に対する答え（＝新しい事実）を見出すための一連の活動です．そして，その新たな事実の発見により，次の疑問が生まれ，研究が積み重ねられていきます．研究を進める上では，新たな事実の発見を目指すことが要求されます．

あなたが研究で取り上げようとしている疑問は，今までの研究によって解決されていないでしょうか？ 今までの研究ですでに解決されている場合，その事実をふまえて，次の疑問点を探して研究を進めることになります．今までの研究では，いまだ明らかにされていない・疑問の残るところがある場合，それこそが，あなたが研究で明らかにするべき課題です！

このように，今までどのようなことが明らかにされ，今後どのようなことを明らかにする必要があるのか，その研究を行う意義（期待される成果・看護への貢献）は何か，根拠をもって研究を進めることが必要です．その根拠を，研究論文を読んで整理するのです．

さらに，今までの研究は，どのような方法（研究の枠組みや研究デザイン，測定尺度，分析方法など）を用いて疑問の解決を図っているかを知ることで，あなたの疑問を解決する方法を考えるヒントを得ることもできます．

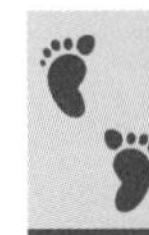

3 どのように研究論文をクリティークするの？

図 1 に示したステップで進めます．

まず，集めた論文にざっと目をとおして自分に役立ちそうな論文を選びます．次に，その論文をていねいに正確に読んで研究の価値を判断し，文献カードを作成します．そして，自分に役立つ研究論文を，研究の問いを煮詰めるために検討する側面に合わせて分類・整理し，自分の研究を行う根拠をまとめます．

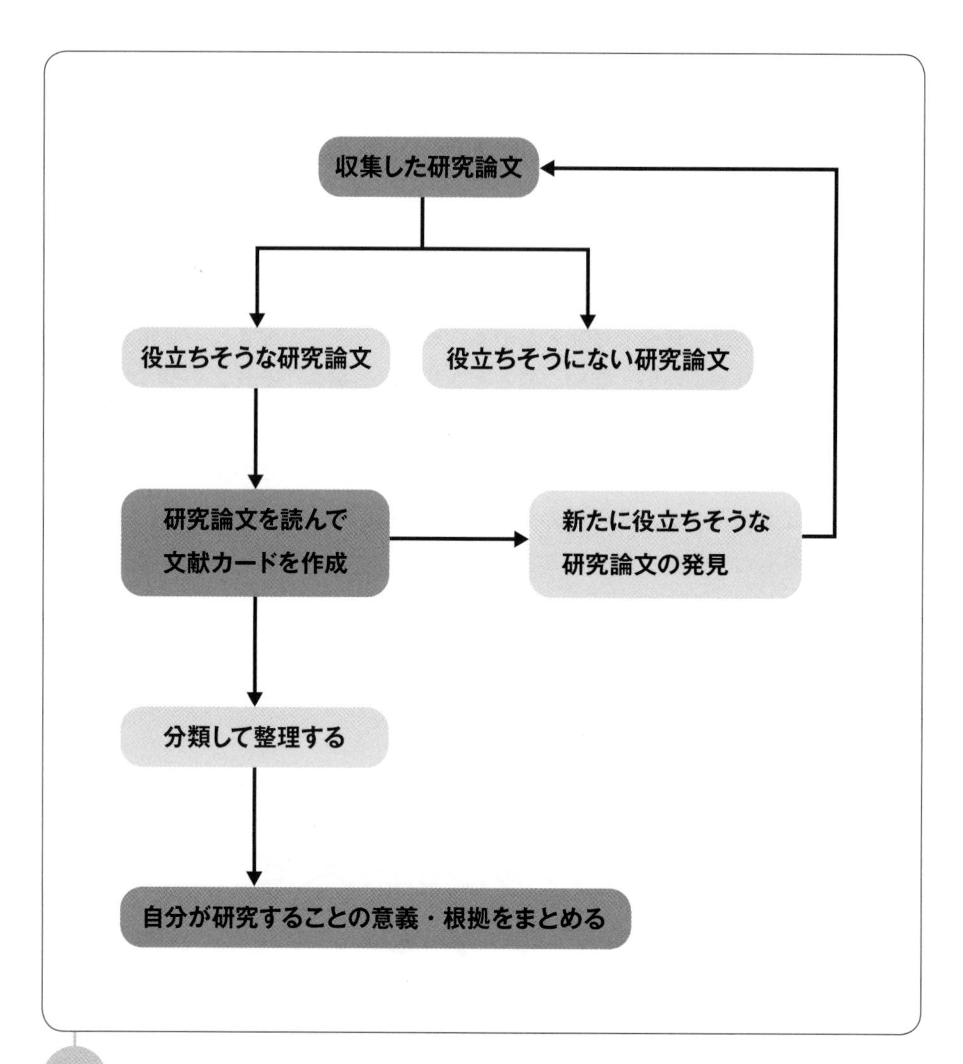

図1　研究論文をクリティークするプロセス

鈴木志津枝：文献検討(索)．看護学大系⑩看護における研究，第２版(井上幸子，平山朝子，金子道子編)，p.46，日本看護協会出版会，1999を参考に作成

a 自分の研究に役立つ研究とそうでない研究の見分け方は？

研究の要約や，研究の目的と結論などを読んで，自分の研究に役立つ論文を選んでいきます．あなたが自分の研究で，たとえば，患者さんの自己管理行動を調べたいと考えている場合には，自己管理行動をどのように定義して，どのような尺度を用いて調べているのかなどを知るために，研究方法の内容が大事なときもあります．

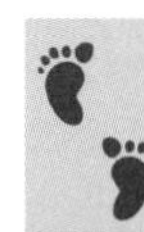

b 自分の研究に役立つ研究の文献カードを作成する方法は？

自分の研究に役立つと思った論文を，**表1**で示した視点で，ていねいに正確に読んで，その研究の価値を判断します．そして，読んだ内容を文献カードにまとめておきましょう．あなたが読んだ論文の内容やその情報は，あなたの研究の問いを煮詰めるためだけでなく，研究結果を考察するときや，研究をまとめて論文を作成するときにも必要になってきます．そのとき，必要な情報をさっと取り出せるように文献カードにまとめておくのです(**文献カードの作成例**)．

文献カードは，1つの論文に対して1枚作成します．カードには，**文献カードの作成例**のように，論文の基本情報と，論文の概要のほか，備考欄を設けて，その論文の価値や自分の研究にどう役立つかなど，コメントを書いておきましょう．

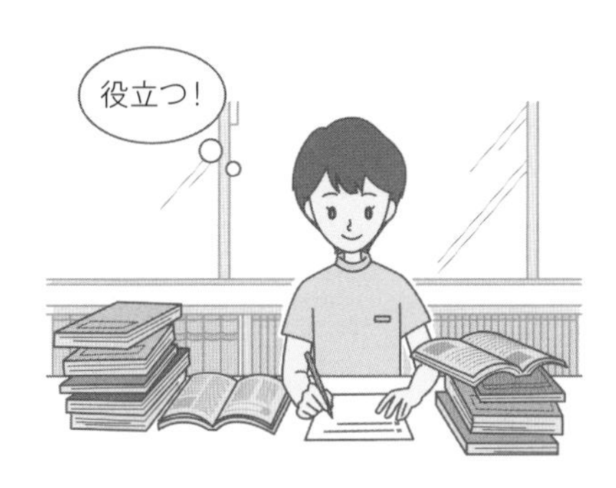

論文を読んでいると，その論文が引用している研究が自分の研究に役立ちそうだと思うことがあります．そのときは，引用されていた論文を取り寄せて，その内容を確かめ，役立つと思える場合は文献カードを作成しておきましょう．

[文献カードの作成例]

論文タイトル	○○○○○
著者	○○　○○
掲載雑誌	○○○○誌，○巻○号，○-○ページ，○○年
研究概要	目的： 方法： ①対象者 ②調査方法 ③分析方法 結果： 結論：
備考	(例) この結果を一般化するには，さらに調査が必要であるが，対象者の理解のしかたに着眼した分析と結果は使える．

c 自分の研究に役立つ研究の分類と整理の仕方は？

この後は，役立つ研究を使って，あなたの研究の問いを煮詰めていきます．そのときに，どのような側面から検討を加えていくか，検討する側面に合わせて論文を分類し整理していきます．

▼**たとえば**

糖尿病患者の自己管理を促す援助方法について考えている場合

↓

- 報告されている援助方法の特性(誰を対象に，何をねらって，どのような援助をしたら，どのような点が有効だったかなど)について
- 自己管理に影響する要因について
- 糖尿病の自己管理に活用可能な行動変容理論やモデル等について

分類・整理します．

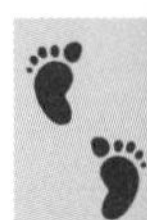

d 自分の研究を行う意義と根拠をまとめる方法とは？

最後に，論文を分類・整理した結果をまとめます．まとめるのは，「何についてが明らかにされていて，どの部分はいまだ明らかになっていないのか」についてです．1つひとつの論文を読んで判断した，その研究の価値も活用します．

▼**たとえば**

対象が特定の年齢や疾患に偏っていた場合

→ほかの年齢や疾患でも同じ結果が得られるのか？

研究方法に疑問が残る場合

→どこまでその結果を信頼できるのか？

その研究結果の有用性の範囲や高さについて判断した結果をふまえて，明らかな点と不明な点を明確にしていきます．そして，あなたの研究が，今までの研究とどこが異なり，その研究成果がどのように役立つと考えられるのか，整理します．

4 研究論文をクリティークすることは何に役立つの？

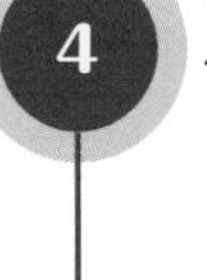

文献をクリティークすることは，自分の研究能力を高めることにつながり，そして，エビデンス（科学的根拠）に基づいて自分の研究や看護実践に取り組むことができるようになります．

a 自分の研究能力を高める方法とは？

研究の価値を見極める視点で，論文をていねいに正確に読むことをとおして，“研究の問い”から研究の目的をどのように絞り，どのような方法を用いて進めていくのか，研究の流れを学ぶことができます．また，論文は，どのように書くべきなのかを学ぶことができます．

b クリティークした内容を自分の研究に活かすには？

研究の価値を見極めることで，その研究成果を，自分の研究を行う必要性の根拠としたり，自分の研究目的に合った研究方法を見出すことに役立てることができます．

▼たとえば

下記の研究[2)]では，質問紙の作成過程で，先行調査の結果から改善が必要な項目を修正するのに，糖尿病の自己管理に関するほかの研究成果を役立てています．

【継続】の段階は「実行に移した目標行動を継続していくこと」と概念定義しているのに継続に影響を与える要因に関する質問項目で構成していました.
概念定義に戻り,「継続していくこと」はどのような内容なのだろうか? 先行研究を調べ, 糖尿病患者の自己管理のプロセスを見出している研究をクリティークしました. そして, 2つの研究[3, 4]が, 学習過程をとらえようとする自分の研究の立場と同じであり,「継続していくこと」の内容を描写したものとして, 有用であり, 完全性や一貫性も兼ね備えていると判断し, 新たな質問項目を考えることに役立てました.

[研究論文[2]の抜粋]

…前略…

内的整合性の低かった段階項目について, 関連文献や糖尿病セルフケア能力獲得過程各段階の概念定義より質問内容を見直し内容を変更した. …中略…. 【継続】段階の質問項目は, 継続への影響要因のみを問うていたので, 3つのうち2つの質問項目を「工夫する」「変化を確認する」[3, 4]に変更し,「家族や地域の人々との生活の調整」を自己管理の維持を左右する重要な局面[5]と考え,【周囲】段階から【継続】段階に変更した.

…後略…

教育プログラムによってもたらされた変化を分析した研究成果[5]が, クリティークの結果, 信頼できると判断し, 自分の研究に取り入れました. ここでは質問項目の位置付けを考え直すことに役立ちました.

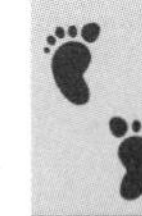

c 自分の看護実践に研究成果を活かすには?

看護師には, よりよい看護の実践を追及する責務があります. 個人的な経験や直感に基づくのではなく, 研究や実践等により得られたエビデンス(科学的根拠)に基づいて, よりよい看護実践を追及していくことが求められます. よりよい看護実践を導くために, 文献のクリティークが重要なのです.

看護実践に研究成果を活かすステップは次のとおりです.

▼**たとえば**

糖尿病で2回目の教育入院となった60歳男性のAさん．前回，今まで食事づくりの経験のないAさんに，フードモデルを用いて実際量を確認してもらいながら食事指導をしたが，自分に合った食事を理解して実践することにはつながらなかった．今回は食育の分野で成果をあげている弁当箱法が活用できないだろうか？

Step1：問題の設定 「糖尿病の食事療法が必要な60歳男性Aさんに，弁当箱法による食事指導を行うことは，従来の食事指導に比べて，Aさんが自分に合った食事を理解して実践することを可能にするだろうか」

Step2：文献の収集 上記の問題を解決するための文献を収集します．

Step3：文献のクリティーク 1つひとつの研究成果が信頼できるか(有用性，完全性，一貫性があるか)を判断します．そして，弁当箱法がどのような対象にどのような成果をあげているのか，糖尿病食事指導に用いる妥当性はあるか，一貫した見解がみられるか，総合的に判断します．

Step4：患者さんへの適応 弁当箱法を糖尿病食事指導に用いる妥当性があり，従来の方法より効果があると判断できた場合，Aさんに応用することになるのですが，ここでもう1つ「Aさんに合うかどうか」を考えることが重要です．Aさんの性格や生活状況といった個別性や，弁当箱法を指導しようとする自分の能力など，文献の状況とは違う点についても検討を加えて判断します．

Step5：評価 Aさんの指導の受け入れ状況や変化を確認し，判断が正しかったかどうか評価し，今後に活かします．

引用文献
1) Pamela JB, Marilynn JW(小玉香津子，輪湖史子訳)：文献の批判的検討．看護研究計画書作成の基本ステップ，p.57-59，日本看護協会出版会，1999
2) 滝澤寛子：糖尿病セルフケア能力の自己評価表の信頼性・妥当性の検討．日本地域看護学会誌 **8**(2)：21-27, 2006
3) Price MJ：An experiential model of learning diabetes self-management. Qualitative Health Research **3**(1)：29-54, 1993
4) 黒田久美子：糖尿病患者の自己管理における自己モニタリングの性質．千葉看護学会誌 **5**(1)：39-46，1999
5) 木下幸代：糖尿病をもつ壮年期の人々の自己管理行動を促進するための教育的アプローチに関する研究．聖路加看護大学大学院看護学研究科博士論文，1997

第3歩

看護研究計画書を組み立てよう

研究の問いから研究の枠組みを整理しよう

研究について，第１歩では，現場の疑問を研究の問いに置き換えることからはじまりました．第２歩では，雑誌に報告された研究論文を読むことによって，さらに研究テーマに近づきました．第３歩では，いよいよ，あなたの研究を実施するための土台となる研究の枠組みについて歩みを進めましょう．

ここではあなたの研究の問いから研究の枠組みをつくり，あなたの研究のデザインを考えましょう．さらに研究助成金を紹介しますのであなたの研究に役立ててください．

1 研究の枠組みとは？

研究の枠組みとは，あなたの研究を実施するための土台となるものです．あなたの研究の問い(看護の臨床で疑問に感じる現象)について，関連している要因を探し出して，具体化することです．

研究の枠組みとは，あなたの研究の問い(看護の臨床で疑問に感じる現象)について，どのようにとらえるのかを考えることです．

▼考えのみちすじ

「30 代の男性の体重増加している人が多いように感じる．若い世代に肥満者が多いのはなぜなのだろう？」

↓

「本当に若い世代に太っている人が多いのか？」，「なぜ体重が増加するのだろう？」

↓

「食事摂取量はどのくらいか？」，「食習慣は？」，「飲酒量は？」，「運動習慣はあるのか？　どのくらい運動しているのか？」

このように，「若い世代の肥満者」というだけでも体重増加に関係すると思われるさまざまな理由（要因）が考えられます．

あなたが，**研究の問い**としてとらえた看護現象は，こうしたいくつかの理由（要因）で表現することができます．

▼たとえば

30代の男性の肥満には，“食事摂取量”，“食習慣（食事の回数）”，“飲酒量”，“運動習慣の有無”，“運動量”，“10代の継続した運動経験”などが影響しているのではないか？

ほかには，「30代男性の運動習慣の獲得について，過去の継続した運動習慣の有無が関係しているかもしれない」といったような，要因と要因の関係について表現することができます．

▼たとえば

30代の男性の運動習慣の有無は，過去の継続した運動経験の有無と関係があるのではないか？

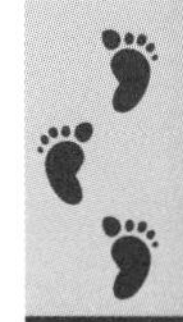

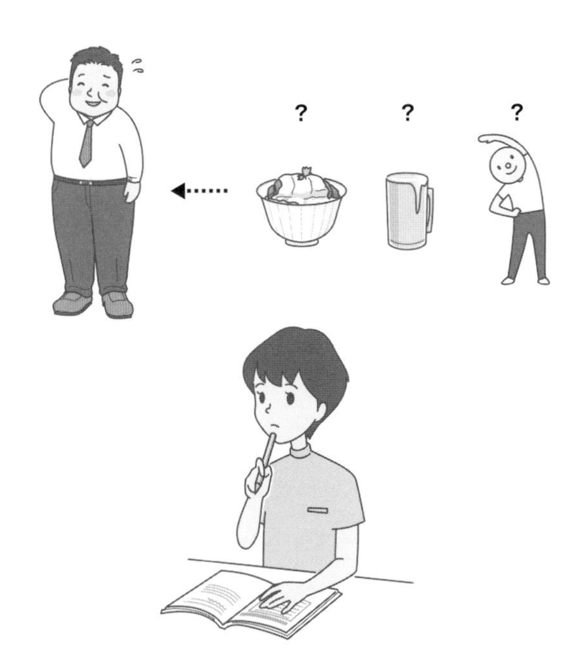

さらに，現象について，どのように表現するのかを考えていく場合，あなたが思い浮かぶ要因のほかにも関係する要因はたくさんあると思います．たとえば，以下の事例を考えれば，もっと踏み込んだ要因が導き出せるでしょう．

▼たとえば

2型糖尿病の治療が長く教育入院を繰り返している60代前半の営業部長の男性．自宅では血糖値測定，インスリンの自己注射をしている．教育入院や外来での指導では，糖尿病の合併症の怖さ，低血糖症状，食事量について学んでいる様子だが，多量の食事摂取と飲酒は続いている．

▼考えのみちすじ

「糖尿病についての知識はあるのに，なぜ多量の食事摂取や飲酒がやめられないのだろうか？」

↓

多量の食事摂取や飲酒行動には，「糖尿病に関する知識の理解不足」「職業（営業部長のため接待が多い）」「食の嗜好（揚げ物を好む）」などの要因が影響している．

↓

知識の理解不足，職業，嗜好のほかに，体重増加に影響する要因はないでしょうか？

行動の態度形成の動機付けに影響する要因には，他者に説得されることへの抵抗「心理的リアクタンス理論（説得されればされるほど，自分の自由を求めるためにその説得を拒否しようとする）」があります．教育入院や外来指導などで食事や飲酒について指導されればされるほど，「営業の責任者である自分には，とうていできない」と反発を感じることも，飲酒や食事量が多いことを変えられないことに影響する要因の1つと考えられます．

このように，すでに発表されている論文で，明らかになっている要因や関係もたくさんあります．あなたの突き止めたい看護現象について，どの部分が明らかになっていて，どの部分がいまだわかっていないのか，広く文献を読んで理解し整理することが大切です．

2 なぜ研究の枠組みが必要なの?

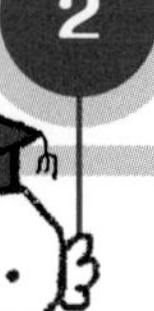

なぜ, "研究の枠組み"が必要なのでしょうか?

誰を対象にして, どのようなことを測定すればよいのかを考えるための, 最初の設計図づくりの部分が, "研究の枠組み"です.

あなたの研究の問いに関連する要因は, どのように関係し合っているのでしょうか?

研究デザインを考えていく過程で, あらすじを思い浮かべてください. まず,「若い男性に肥満者が多いのはなぜだろう?」, 看護の現場で経験し疑問に思ったことに, 関係すると思われる理由(要因)を書き出してみましょう.

▼たとえば

30代の男性に肥満(BMI 25以上)の者が多いのはなぜだろう?

↓

"食事摂取量", "食習慣(食事の回数)", "飲酒量", "運動習慣の有無", "運動量"が関係する要因と考えられる.

では, 若い男性がなぜ肥満になるのかについて考えながら, 要因の関係を整理してみましょう. 20代に比べて30代は運動量が減り, 食事量や飲酒量が増えてくるために, BMIが増えると思われる…以下のように, 図にして考えてみましょう(**図1**).

研究の問いを文章化し, 要因の関係を整理することによって, あなたが研究の問いとしてとらえた看護現象についての"研究の枠組み"を考えていくことができます. つまり, 誰を対象にして, どのようなことを測定すればよいのかを考えるための, 最初の設計図づくりの部分が, できあがることになります.

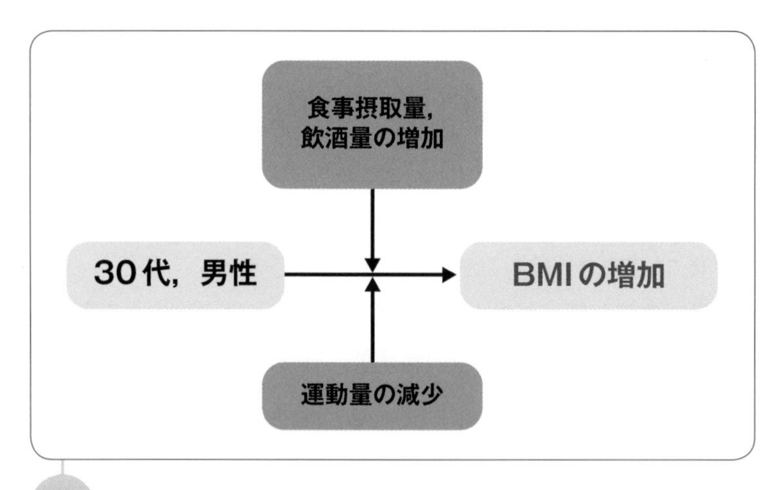

図1 関係する要因についての整理

3 研究デザインには何があるの？

研究デザインには，大きく分けて量的研究方法と質的研究方法があります．研究の問い，研究目的，仮説の有無の違いによって，これら２つの研究方法を使い分けます．

これまでは，研究の枠組みについて考えました．さて，あなたの研究の問いとしてとらえた看護現象を，いくつかの要因をあげて説明できるような最初の研究枠組みはできましたか？ 次にあなたの考えた研究枠組みはどの研究デザインにあてはまりますか？

あなたの研究の問いから，研究枠組みを考えて，量的研究方法か質的研究方法を選びましょう（表１）．

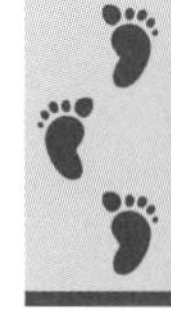

表1　研究の問いと研究デザイン

研究の問いは？	質的or量的？	研究のデザインは？	
これは何だろう？ →現象を明らかにする	質的研究	質的研究 デザイン （仮説なし）	事例研究 グラウンデッド・セオリー・アプローチ エスノグラフィー法 現象学的方法
何が起こっているの？ →因子・要因を探索する	質的研究（点線） 量的研究	記述的研究 デザイン （仮説なし）	実態調査型研究
関係があるの？ →要因の関連を検証する	量的研究	仮説探索型 研究デザイン （仮説あり）	仮説探索型研究
何が原因なの？ →因果関係を検証する	量的研究	仮説検証型 研究デザイン （仮説あり）	実験研究 評価介入研究

井上幸子，平山朝子，金子道子編：看護学大系⑩看護における研究，第2版，p.66，日本看護協会出版会，1999を参考に作成

たとえば，「糖尿病についての知識量と，セルフケア行動（適切な食事量，運動行動継続）の実施には関係がある」は，**表1**の“関係があるの？”という問いです．仮説は，“糖尿病の知識の多少と，セルフケア行動の実施には関係がある”ですので，仮説探索型研究デザインになります．

「近隣の人々との交流の多い高齢者ほど元気な様子なのはなぜだろう？」ではその実態を明らかにするために高齢者の交流の頻度や日常生活の活動能力や既往歴や治療中の疾病等について，その実態を調べます．その場合は，記述的研究デザインになります．

「なぜ，決まった時間にこの場所に高齢者が自然に集まってくるのだろう？」など，何が起こっているのか，その現象そのものがどういったものなのか，現象やプロセスを明らかにする場合は，質的研究デザインになります．

4 量的研究方法と質的研究方法のどちらを選べばよいの？

あなたの研究の問いを解き明かす方法は，大きく分けると量的研究方法と，質的研究方法の２つに分類されます．量的研究方法では，測定，調査してデータを収集し，統計的手法を使って分析することで，事象と事象の関係を明らかにします．質的研究方法では，インタビューや参加観察による記述的なデータを分析し，まだ解明されていない現象やプロセスを明らかにします．

あなたの研究の問いを解き明かす方法は，大きく分けると量的研究方法と，質的研究方法の２つに分類されます(**図２**，☞64ページの**図２，３**)．

1 量的研究方法

量的研究方法では，**表１**の研究デザインの“関係があるの？”“何が原因なの？”など事象と事象の関係について，尺度を用いたり，測定して求めたデータを統計的に分析して明らかにする研究方法です．量的研究方法は，数値に置き換えることができる(血圧，血糖値，身長，体重，BMI，ストレスの大きさ(ストレス尺度)，不安(うつ尺度)，生活満足度など)を使って，測定，調査してデータを収集します．分析は，統計的手法を使って検証します．

2 質的研究方法

質的研究方法は，**表１**の“何が起こっているの？”“これは何だろう？”など，まだ解明されていない現象やプロセスを明らかにします．たとえば，がん患者家族の悲嘆プロセス，心疾患患者の不全感や，在宅要介護者家族の介護の意味などです．質的研究方法には，事例研究，グラウンデッド・セオリー・アプローチ，エスノグラフィー法，現象学的方法があります．質的研究アプローチは，数値に置き換えられていない現象を明らかにするための研究方法です．したがって，データ収集は，

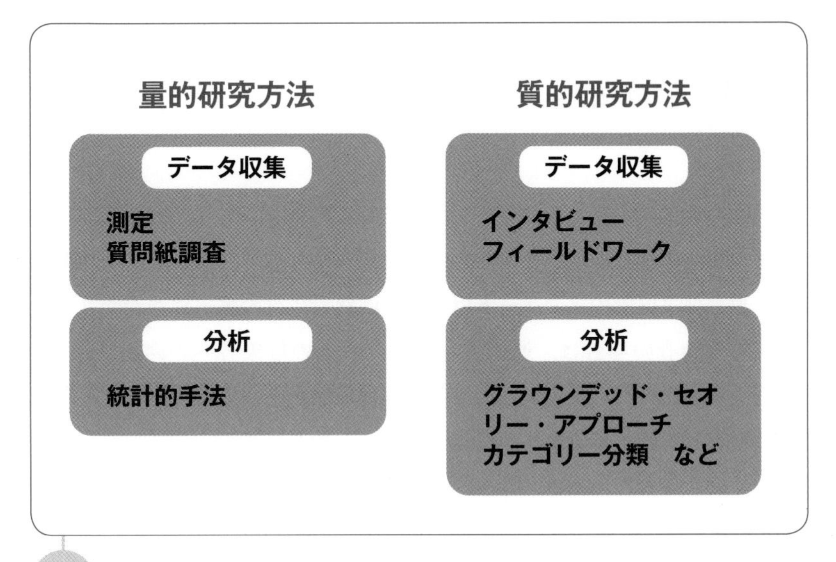

図2　量的研究方法と質的研究方法

インタビューやグループインタビュー，フィールドワークによる記述，日誌・記録等の既存の資料などで行います．具体的な分析は，グラウンデッド・セオリー・アプローチや，カテゴリーを分類し抽出を繰り返すなどの方法を用います(図2，☞ 129 ページの表 1)．

あなたの研究は量的研究方法，質的研究方法のどちらにあてはまるかつかめましたか？　その上で，“②量的研究とその研究デザインはこう使おう”または“③質的研究とその研究デザインはこう使おう”を読み進めてください．

5 研究助成金を獲得するにはどうしたらよいの？

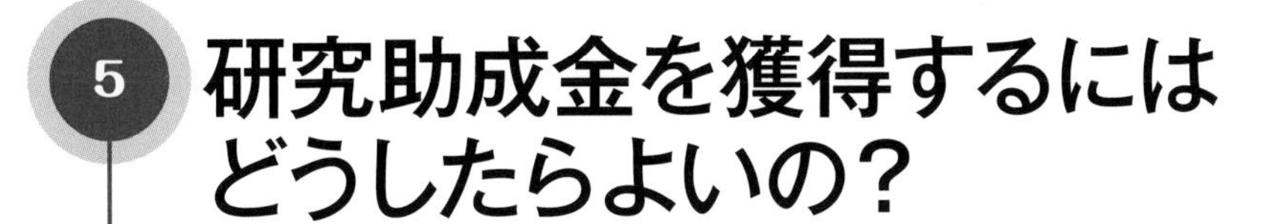

研究するためには，調査用紙の印刷や郵送費などの経費がかかるものです．さまざまな財団から研究テーマを掲げた助成金が出ています．テーマに合った研究助成金を探して，有効に活用しましょう．

a 研究経費とは？

いよいよ“研究を実施する・データを収集する”段階です．質的研究も，量的研究もデータを収集する際には，そのための経費がかかります．たとえば，質問紙調査の場合は，数百部単位でのアンケート用紙の印刷費，往復の郵送費がかかります．面接インタビュー調査の場合は，通信費，約20~30人の対象者への謝礼，録音用ICレコーダー・電池代など，データ収集だけでも費用がかかります．たとえ謝礼費用が高額でなくても，人数が多くなれば費用はふくらみます．このほかにも，入力を外注する場合や，成果の報告書やホームページ上での開示などにかかる費用も考えなければなりません．また，研究をチームで行う場合は，会議や交通費も考えてください．

助成金の申請書類にも，あらかじめ研究経費を記載することが求められます．研究を進める前に，おおよその配分を考えることが必要になります．

b 研究助成金獲得を実現するには？

研究助成金は，さまざまなものがあります(**表2**)．身近なところでは，病院や大学内の研究助成があります．ほかにも，研究助成金があります．あなたの研究テーマに合った助成金を探して挑戦してみましょう．

研究助成申請の書類の様式は，おのおの少しずつ異なっています．しかし，主な内容はこの本で学ぶ研究計画書とほぼ同じです．まず研究計画書を完成させることが大切です．

表2　看護に関連する研究助成金の出資団体例（2019年9月3日検索）

- 日本財団（日本科学協会 笹川科学研究助成）
  https：//www.jss.or.jp/ikusei/sasagawa/
- 木村看護教育振興財団
  http：//www.nurseed.jp/apply.shtml
- トヨタ財団
  http：//www.toyotafound.or.jp
- 花王芸術・科学財団
  http：//www.kao-foundation.or.jp/

これらのほかにもたくさんありますので，探してみましょう．

2 量的研究とその研究デザインはこう使おう

ここでは，量的研究とは何かを理解し．量的研究の研究デザインを使って実際に量的研究をどう進めるかを学びます．量的研究はとっつきにくいと思われていますが，量的研究の進め方がよくわかり，1歩1歩進めていけるように図表を多く盛り込みました．あなたが量的研究を行う際の強い味方として，また即戦力として，研究に役立てましょう．

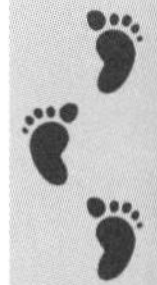

1 量的研究とは?

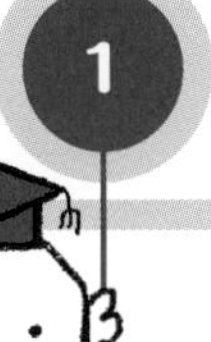

1人の患者さんからはわからないことが，多くの患者さんから情報を集める，言い換えれば数を集めてはじめてわかることがあります．

量的研究は，数を集めてある事象の特徴や原因を明らかにする研究方法です[1)]．

患者さんを受けもって観察すると，どのような症状があるか，ほかの患者さんの症状と何が違うのか，患者さん1人ひとりの個別性がよくわかります．ところが1人の患者さんからの情報だけでは，同じ病気に共通する特徴や原因などはわかりません．

図1に示すように，研究は研究の問い(リサーチクエスチョン，research question：RQ)からはじまります．あなたは，研究の問いから「ある病気に共通する症状を明らかにする」ことに研究テーマを絞りました．そこで，同じ病気の多くの患者さんから情報(データ)を集めて，この病気の患者さんに共通する症状を明らかにすることにしました．これが，**量的研究**です．研究の結果，ある病気の患者さんに共通する症状があり，これが病気に共通する特徴的な症状であることがはじめて明らかになりました．

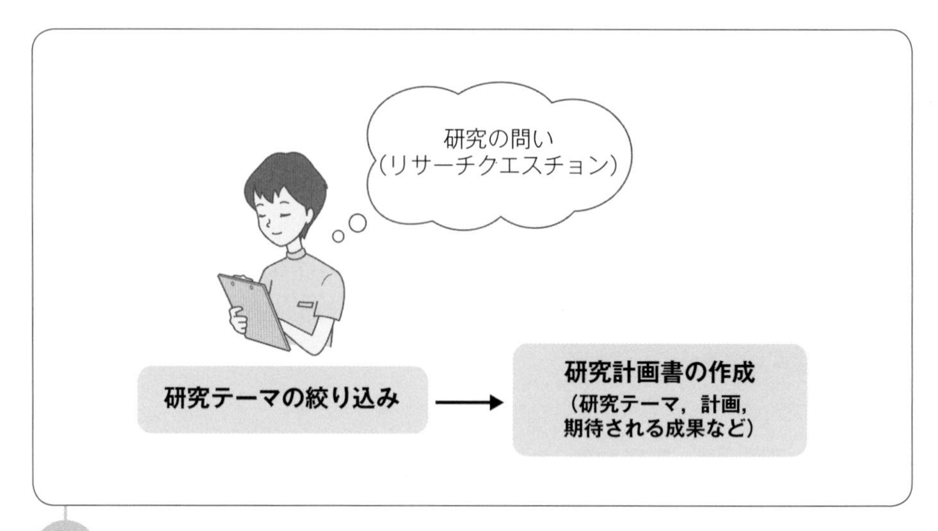

図1　研究のはじまり

2 量的研究にはどのようなものがあるの？

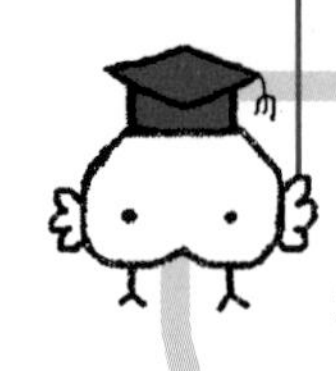

量的研究は，大きく分けて記述的研究，分析的研究，介入研究の研究デザインの３つがあります．

量的研究の研究デザインには，記述的研究，分析的研究，介入研究の３つがあります[1]（☞ 66ページの図5）．

① **記述的研究**[1]：何が起こっているか，との研究の問いから，数を集めて事象の実態を探索するのが目的です．

② **分析的研究**[1]：ある事象とある事象はなんらかの関係があるか，との研究の問いから両者の関係について仮説を立てて，数量を用いて関係を説明するのが目的です．

③ **介入研究**[1]：ある事象はある事象（結果）の原因か，との研究の問いから仮説

を立てて，原因を除けば結果は生じないことを予測するのが目的です．

あなたの研究目的と仮説が何であるかに従って，これらの研究デザインから適したものを選びます．その上で，誰を対象にどのような方法で何を明らかにしたいのか，仮説に従ってどのような変数と変数の，どのような関係を明らかにするのかを考えて，適した研究方法や分析方法を選ぶのが基本です．

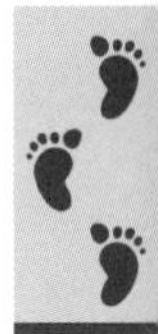

3 どのような場合に量的なアプローチの研究デザインを選択するの？

あなたが，ある事象とある事象は関係があるという仮説の確からしさを検証するために複数のデータを集めて統計的に分析したい場合は，量的なアプローチの研究デザインを選びます．

研究は本来，科学的な方法を用いて行われます．看護で用いられる研究は，大まかに分けて量的研究と質的研究があります．**図2**に示すように，**量的研究は，あなたが考えた仮説の確からしさを検証するために複数のデータを集めて統計を用いて分析する方法です**．この方法は，**演繹(えんえき)的な方法**[1]といわれています．帰納(きのう)的な方法[1]である質的研究と異なります(☞ 119ページ)．

あなたがこれから研究をはじめようとするとき，**図3**に示すようにまず先行研究を検討し，研究課題を設定し，研究方法(量的研究か，あるいは質的研究か)を決めます．**表1**は，量的研究と質的研究の違いを示しています．

研究者が量的なアプローチを選択するかは，研究する人が立つ理論的視点によって決まります(**図4**)．あなたが，**現実の世界は観察や測定ができるもので，人々の行為には普遍的な法則や規則があるという立場(実証主義的視点)に立つ**[2, 3]ならば量的研究のデザイン(記述的研究(実態調査)，分析的研究(仮説探索型研究)，介入研究(仮説検証型研究))を選びます[1](**図5**)．

研究をはじめるときに，あなたは研究者としてどのような視点に立っているか，もう一度考えてみましょう．**量的研究は実証主義の視点に立っています**．そのため，

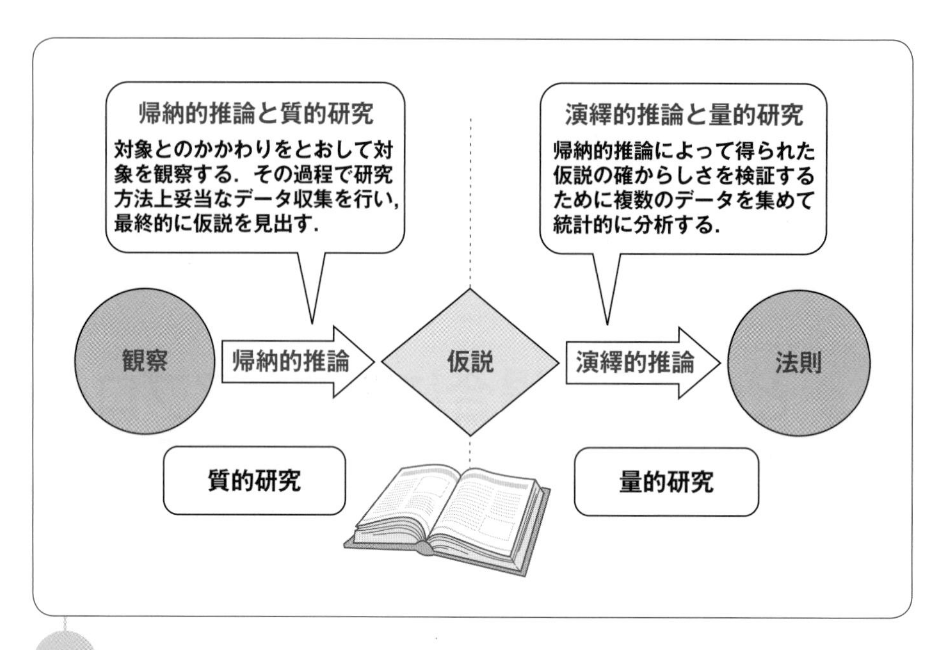

図2 科学的な方法って何？
川口孝泰：看護研究ガイドマップ―研究過程の概観，p.5，医学書院，2002を参考に作成

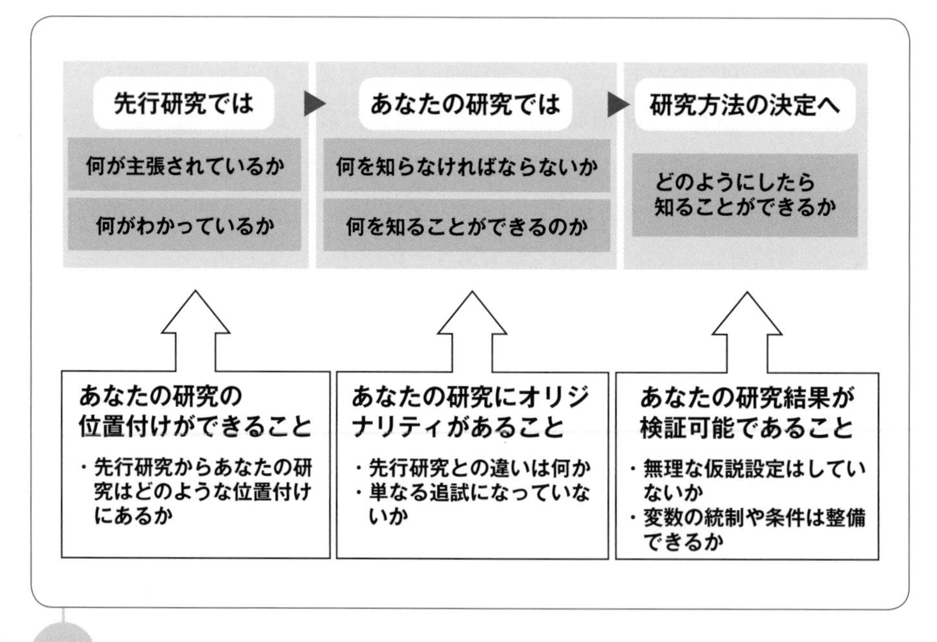

図3 研究テーマの設定から研究方法の決定へ

表1 量的研究と質的研究との違い

	量的研究	質的研究
リサーチクエスチョンの性質は？	どちらが多い？ どれだけよくなった？	なぜ？何が？どうやって？ （左記以外）
研究仮説は？	研究計画書の段階で設定する必要がある．	必ずしも研究実施までに完成している必要はない．むしろ実施しながら設定することが多い．
研究プロトコール*は？	データ収集の前に完成していなければならない．	必ずしも完成する必要はない．実施中に変更できる．
計画変更は？	いったんはじまると通常は変更できない．	むしろ変更が必要なことが多い．
サンプルサイズは？（抽出法は？）	普通，大きい． 事前に決める必要がある．	普通，小さい． 事前に決定はできない（推定は可）． 理論的飽和をもって完了する．
サンプリングは？	ランダムサンプリングが理想的である．	ランダムでないほうがよい場合が多い（意図的サンプリング）．
データの性質は？	数量化されたものである．	数量化できないものすべて（文字，画像，会話の録音・記録，メモなど）
分析は？	通常，データを収集した後から統計学的処理を行う．	データを収集しながら分析する．
データの提示方法は？	数量化された図（グラフ）表を使う．	左記以外のものすべて（書籍，白書，ドキュメンタリー，映像など）

*研究プロトコール：研究の手順．

方法論は観察や測定ができることが原則です[2]．方法は，客観性があること，予測できること，反復（繰り返し）が可能であることを満たすものを使い，因果関係を明らかにすることが目標です[2]．

実証主義の視点に立つと方法論や方法は図６のようになります．

量的研究をはじめるときに研究を進める上で研究方法全般を示す枠組み（研究デザイン）をどのようにするかは，あなた自身が考えなければなりません．しかし，このことは誰もが共通して悩むところです．あなたが量的研究をはじめようとして

自然主義
◇帰納的
◇全体論
◇経験に基づく
◇自由な形式
◇語りを重視する
◇文脈を理解する
◇パターンを探す
実証主義
◇演繹的
◇決定論
◇仮説検証
◇厳格な形式
◇変数を設定する
◇測定する
◇一般化する
質的研究
量的研究

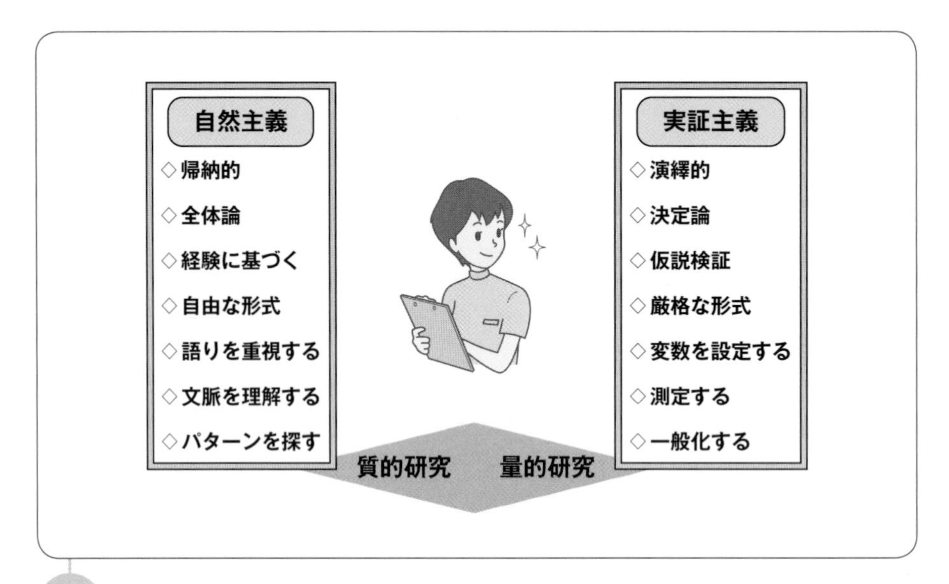

図4 研究者としての視点

川口孝泰：看護研究ガイドマップ―研究過程の概観，p.6，医学書院，2002を参考に作成

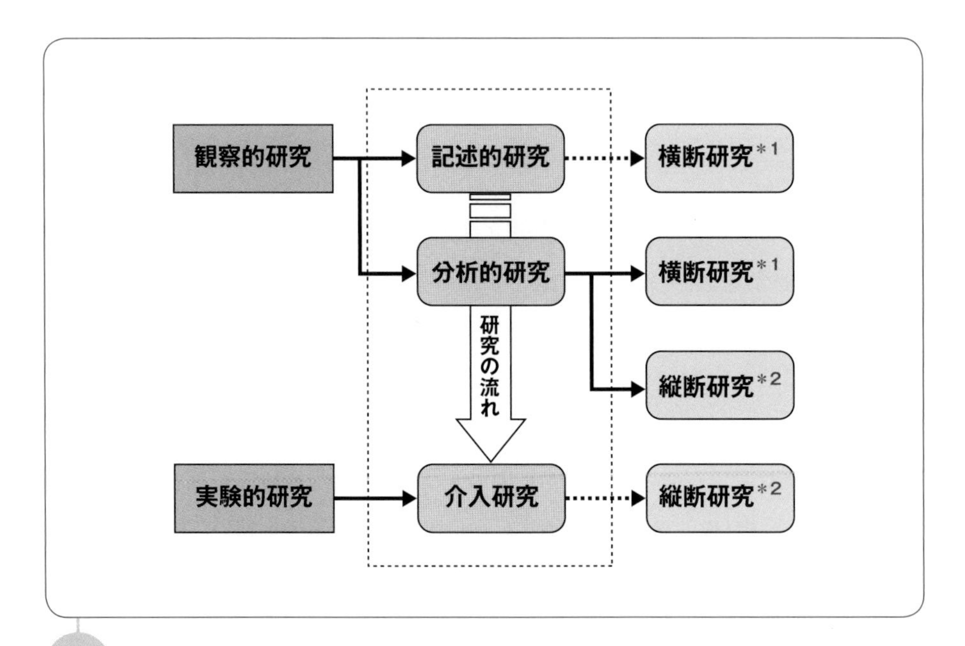

図5 量的研究の研究デザイン

＊1 横断研究：ある時点において複数の対象に起こっている事象を調べる研究です．断面調査とよばれることもあります．

＊2 縦断研究：複数の対象を一定期間継続的に追跡し，ある時点で変化を調べる研究です（☞図10）．

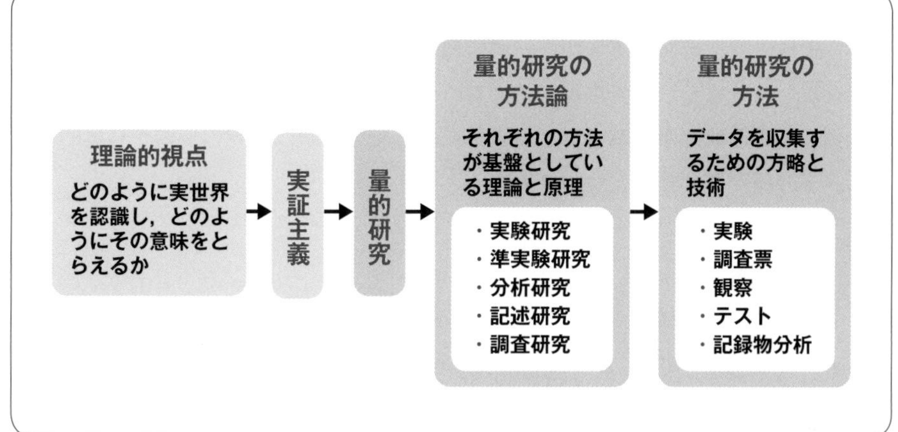

図6　量的研究の方法論と方法
本田勝久，髙木亜希子：研究デザインの方法―量的アプローチと質的アプローチ，第38回中部地区英語教育学会(長野)，p.1-16，2008を参考に作成
https：//www.urano-ken.com/research/seminar/2008/seminar_honda_and_takagi.pdf（2019年9月9日検索）

いるのなら，量的研究について抱いている不安を少しでも減らして，1歩を踏み出しましょう．研究することで理解が深まり，自信がついて次の研究をはじめるハードルが低くなることでしょう．

さあ，量的研究をどのように行うのか，実際に見ていきましょう．

4　代表的な量的研究は実際にどうやるの？

量的研究は，①対象を選択する(調査対象を定義する)，②情報を収集する(調査内容を吟味し，調査の方法を決める)，③情報を分析する(分析方法やデータ処理を予測する)，④結果を示す(分析結果を示す)の順に進みます．

このプロセスは，量的なアプローチの研究デザインに共通するものです．

転倒に関する研究を例に量的研究について考えてみましょう．

ここでは，多くの研究対象から転倒に関するデータを収集して，それを統計的な方法を用いて分析し，結果を示すアプローチを量的研究のアプローチとします．

転倒に関する研究がこれまでどのように進んできたか，研究の変遷から量的なアプローチの研究デザインについて大きくとらえましょう．

▼**たとえば**

国内の看護文献を検索すると転倒に関する最初の論文は，1980年代後半にさかのぼります．この頃は転倒の事実（実態）がくわしくわかっていませんでした．

↓

そのため，転倒に関する研究は多くの転倒事例を集めて実態（転倒の頻度や分布）を明らかにする記述的研究（記述疫学）からはじまりました．

↓

その後，転倒の原因を探索する研究（仮説探索型研究：分析疫学）に移り，

↓

やがて転倒を予防する手段や方法と，その評価に関する研究（仮説検証型研究：介入研究）に変わりました．

転倒に関する研究は，このような変遷を経て現在にいたっています．転倒予防に関する看護ケアは，量的研究によって効果が確かめられた上で，臨床に応用されています．研究が1歩1歩進んで，その成果が臨床に活かされるまでのプロセスがわかりましたか？

量的研究について主な研究デザインの概要を具体例からもう少しくわしく見てみましょう．

a 記述的研究（記述疫学）の概要

1980年代，研究者の関心は，転倒について事実を突き止めることにありました．転倒の事実を明らかにするためには，誰が（Who），何を（What），いつ（When），

どこで(Where)，なぜ(Why)，どうしたか(How)(5W1H)を記述することが必要でした．5W1H は，事実を記述する上でとても大切な情報です[4]．多くの転倒事例を集めた研究が行われたからこそ転倒に関するさまざまな事実が明らかになったわけです．

たとえば，病院の建築図面に転倒の発生場所(Where)をマッピング(mapping)する(地図上に印を付ける)ことで患者さんが転倒しやすい危険な場所が特定されます．また看護記録や患者調査から転倒しやすい患者さんの特性(Who；年齢，性など)が明らかになります．これが**記述的研究(記述疫学)**です．

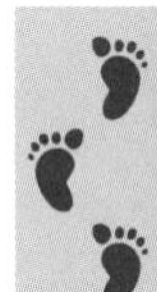

b 分析的研究(分析疫学)の概要

1990 年代になると，**関心は転倒の原因に移ります**．

研究者は，転倒したことがある患者さんと転倒したことがない患者さんのグループ(転倒群と非転倒群)に分けて，転倒に関連すると考えられる要因，たとえば下肢筋力(膝伸筋力)の差，バランス感覚の差，認知症の有無，障害(片麻痺)の有無等を 2 つのグループ間(転倒群と非転倒群の 2 群間)で比較して，転倒に関連する要因や原因を探ります．この結果から転倒の原因の 1 つに下肢筋力の低下があるとわかりました．これが，**分析的研究(分析疫学)(仮説探索型研究)**です．

c 介入研究の概要

2000 年代になると，**関心は転倒を予防する看護ケアの開発と評価に移りました**．

転倒の原因の 1 つである下肢筋力の衰えを防ぐために，たくさんの運動プログラムが考え出されました．その中の 1 つを実施した患者さんはプログラム実施後に下肢筋力(膝伸筋力)が高くなりました．一方プログラムを実施しなかった患者さんは下肢筋力に変化はありませんでした．この結果からプログラムは下肢筋力を高める効果があるというエビデンスが得られたので，プログラムは転倒予防に広く用いられるようになりました．これが**介入研究(仮説検証型研究)**です．

d 量的研究のサイクル

転倒に関する研究の変遷を見ると，1980年代の研究は転倒の現象を記述する研究でした．1990年代は仮説を設定，検証し因果関係を推理する研究が行われ，2000年代は因果関係を決定し，ある事象の発生機序を解明する研究が行われました．

この流れを疫学のサイクル[4]に当てはめると，**図7**のようになります．この図から，どのような目的のときに，どのような研究方法を用いるか，研究の目的によって研究デザインが違うことがわかります．

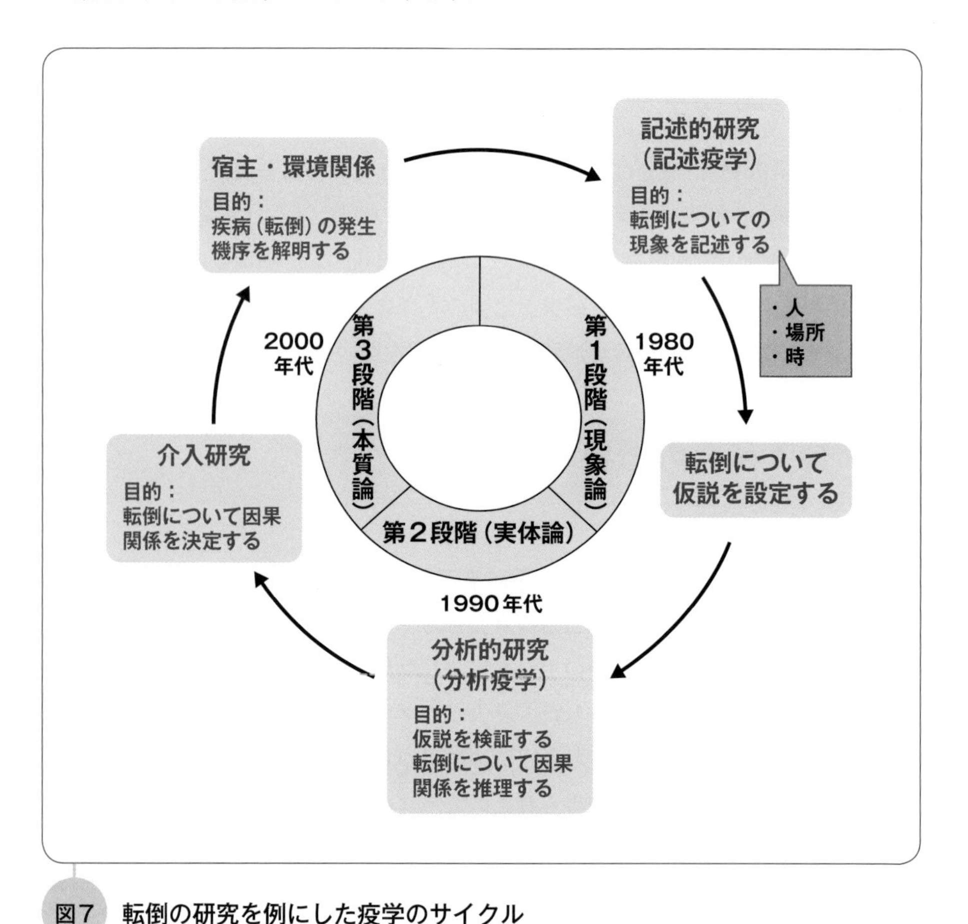

図7 転倒の研究を例にした疫学のサイクル
野尻雅美編著：現代看護学基礎講座⑧公衆衛生学，p.109-132，真興交易(株)医書出版部，1982を参考に作成

疫学は，特定の集団において健康に関連する状況や，事象の頻度や分布あるいはそれに影響を与える規定因子に関する学問です[4, 5]．疫学は公衆衛生学の方法論です．しかし，最近は臨床疫学として臨床研究にも広く使われています．

図７を見ると，転倒の実態を明らかにし→転倒の原因を探り→その原因を改善し→転倒予防に効果がある看護ケアを開発する，このような一連の流れに沿って量的研究の研究デザインがいくつかあることがわかります．これまでの研究が転倒に関して何をどこまで明らかにしているかを吟味すると，新たに何を明らかにすればよいかがわかり，次にしなければならない研究は何かが見えてきます．あなたが今関心を抱いている研究テーマがこのサイクルのどの位置にある研究かを見極めると，あなたはどのデザインを使えばよいか，少しイメージできるでしょうか．

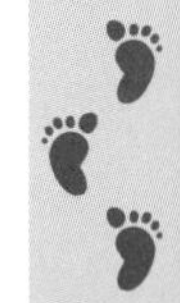

5 量的研究を実際に行うためには何を知ればよいの？

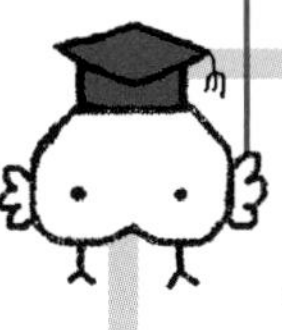

記述的研究，分析的研究，介入研究を実際に行うために，①対象を選択する，②情報（データ）を収集する，③情報（データ）を分析する，④結果を示す，という具体的な方法を知りましょう．

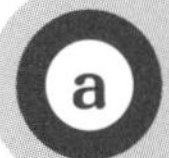

a 記述的研究の実際

1 研究の問い

あなたの研究の問いは何でしょうか？

あなたが勤務している病院で転倒する患者さんがいます．あなたは，リスクマネージメントの観点から転倒の頻度と分布に関する実態を把握して対策を検討したいと考えました．研究の問いが，「転倒はいつ，どこで起こっているか」の場合は，あなたは「いつ，どこで」の情報を集めるために記述的研究を選ぶことになります．

2 対象の選択とデータの収集法

記述的研究は，患者さんを対象として，現実に“転倒はいつ，どこで起こっているのか？”について，測定(観察)します．

1)測定の物差し

測定には物差しが必要ですが，この場合は体重計に乗って体重を量るのとは違います．転倒に関する研究では，**転倒をどのように測定するか**，あらかじめ決めなければなりません．どうしたらよいのでしょうか？　困りましたね．

研究では，“測定”は通常よりも幅広い意味で使います．体重計に代わる物差しは何でしょうか．転倒を測定できる“なんらかの物差し”が必要です．たとえば，転倒を「過去１年間の転倒経験」と定義し，「過去１年間に転倒したことがありますか？」の問いを物差しとして転倒を測定します．これが，測定を行うための操作的定義[6]です．

2)質問の内容

調査で用いる**質問の内容**はどのようなものがよいのでしょうか．研究で知りたい内容は転倒の実態，頻度や分布です．そこで，質問は5W(Who，What，When，Where，Why)に沿って考えましょう．疫学では病気について，“5W-bridge”(誰が，どんな病気に，いつ，どこで，どうして，なったのか？)を明らかにできれば，原因が突き止められる[4]と考えられています．

たとえば，Whoは，転倒した患者さんは男か女か，何歳か，病気は何か，認知症患者さんか，などです．Whatは，転落・転倒・つまずきか，外傷の有無，骨折の有無，Whenは，何時何分に転倒したか，トイレに起きたときか，Whereは，ベッドサイドか，トイレか，病室か，廊下か，そのほかの院内か，Whyは，視力はわるいか，バランス感覚はよいか，睡眠薬(種類，量)は飲んでいるか，段差につまずいたか，明りは暗かったか，履き物は何か，などです．このように調査の内容を考えて調査票を作成します．

3)データを収集する方法

次に，データを収集する方法は，どのようなものがあるのでしょうか？

データを収集する方法はいくつかあります[5-10](図６)．その１つに調査票を用いる方法があり，配布留置調査，集合調査，郵送調査等があります[5-10]．たとえば，郵送調査は，過去1年間に入院した患者さん500名を対象に，調査票を郵送し，それを返送によって回収する方法です．

3 結果と分析方法

得られた分析結果はどのように示すとよいのでしょうか？　結果は図(グラフ)や表で示します．図式化(グラフ)によって，結果を効果的にわかりやすく伝える工夫をします．

たとえば，転倒は1日24時間の中でいつ起こったか，あるいは転倒は建物の構造図にどこで起こったかをマッピングすると，転倒が発生する時間や場所の頻度や分布から視覚的にとらえることができて傾向がわかりやすくなります．

▼有名な例

古典的な記述疫学の有名な例[4)](**図8**)を紹介します．

コレラ菌が見つかっていない時代に，多くの発症者(コレラ)を1事例ずつ地図に記述すると発症者の分布(位置)に特徴のある傾向が現れました．

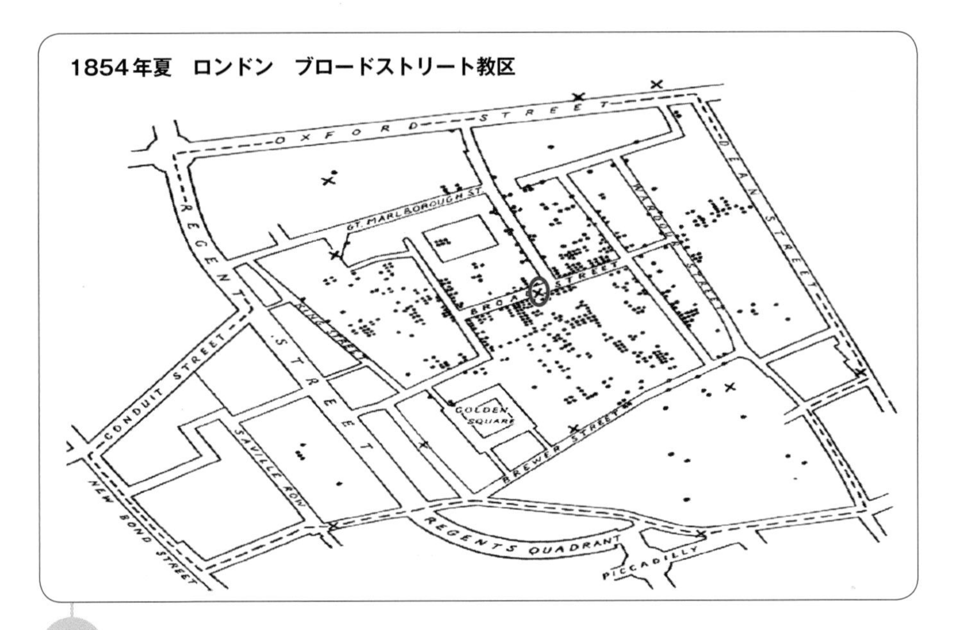

図8　記述疫学の有名な例――今何が起きているの？

ジョン・スノーの調査結果において，コレラによる死者(黒点)の分布から規則的なパターンが読み取れます．スノーはコレラの原因がブロード街の中央にある井戸(手押しポンプ)(地図の⊗)であると判断しました．手押しポンプのレバーを取り外すことでコレラが収束しました．これは，コッホがコレラ菌を発見した以前の話です．

住民が使っていたいくつかある井戸(手押しポンプ)(地図の×印)のうち，地図の中央にある⊗印の井戸周辺に発症者が多いことから，この井戸が原因であると推測しました．井戸の使用を止めたところ発症者はなくなりました．

4 研究デザイン

データの量が少ないと確かな傾向はみえません．しかし，情報量が増えれば傾向がよりはっきりとわかり，原因を突き止めやすくなります．記述的研究(記述疫学)は，生態学的研究，横断研究などがあります[1-5]．これらの研究デザインは，時間からみるとある時間に一度だけ行われるので，横断研究です(図5)．そのため時間を伴わない研究といわれています(図9)．

5 まとめ

記述的研究を進めるためには，研究目的に沿ってどのような対象をどのように選ぶか，どのような情報をどのような方法で集めるか，集めた情報をどのように処理，分析するか，得られた結果をどのように示すかを，実際に調査を実施する場合を想定して具体的に考えることが必要です．

調査票を用いた量的研究(調査研究)のプロセスは，調査対象を決め，調査内容を吟味し，調査方法を決めてデータを収集した後に，データの処理・分析を行う流れです．

したがって記述的研究は，①対象の選択(調査対象を定義する)，②データの収集方法(調査内容を吟味し調査の方法を決める)，③データの分析方法(分析方法やデータ処理を予測する)，④結果の示し方(分析結果を示す)が，研究デザインのキーワードです[3, 6, 10]．これらは，量的研究の研究デザインに共通する内容です．

記述的研究は，現象の実態を明らかにすることを目的としています．

生態学的研究

集団における疾病異常の頻度と分布を客観的に記述すること．
観察の対象が個人ではなく集団であり，目的とする疾病異常の出現頻度を人，時間，場所から観察する*．

*野尻雅美編著：現代看護学基礎講座⑧公衆衛生学，p.109-132，真興交易（株）医書出版部，1982より引用

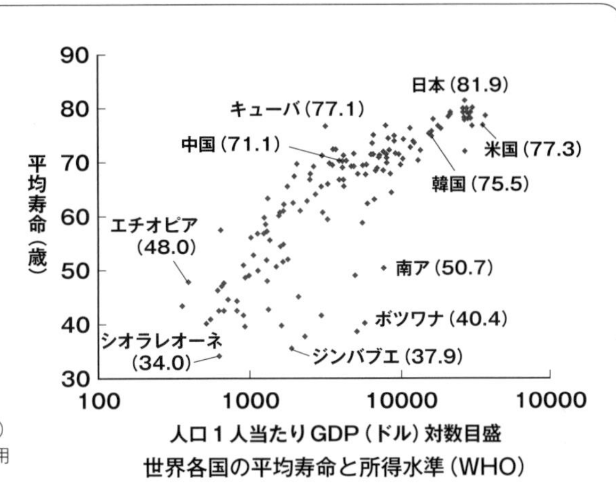

世界各国の平均寿命と所得水準（WHO）

横断研究

ある集団において，ある一時点における有病率や有所見者（たとえば高血圧）の頻度を記述したり，疾病（高血圧）とその原因と推測される要因（みそ汁の塩分濃度）との関連を調べること．
経過観察を伴わないため断面研究ともいう．

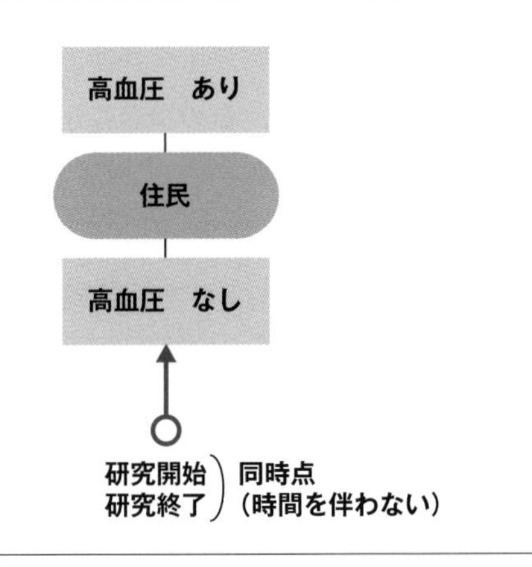

図9　時間を伴わない観察研究

b 分析的研究（分析疫学）の実際

1 研究の問い

あなたの研究の問いが，「転倒に関連するのは何か？」の場合はどうでしょう．この場合は，「下肢筋力は転倒と関連する（転倒する人は下肢筋力が低い）」との仮説を立てて，この仮説を検証します．対象は介護老人保健施設に入所している高齢者の皆さんです．

2 対象の選択とデータの収集法

次に，介護老人保健施設の高齢者を対象として仮説にある転倒と下肢筋力を測定します．記述的研究と同じように，問診で「過去1年間に転倒したことがありますか？」と尋ねて，転倒経験の有無を測定します．一方，下肢筋力は下肢筋力計（たとえば，レッグプレス）を用いて最大下肢筋力を測定します．

問診から得られた転倒経験の有無を用いて，高齢者の皆さんを転倒群と非転倒群の2グループ（群）に分けて，仮説で示した“原因”と考える下肢筋力を2群間で比較します．

3 結果と分析方法

下肢筋力の何を2群間で比べればよいでしょうか？ 最大下肢筋力の平均値の差を2群間で比較します．この場合に用いる統計的な分析方法は，対応のない t 検定です[2, 6, 11]．

2群を比較すると，転倒群の最大下肢筋力の平均値は非転倒群の平均値よりも低いという結果が得られました．転倒経験がある高齢者は転倒経験がない高齢者に比べ下肢筋力が低く，下肢筋力の低下が転倒の原因である可能性が明らかになりました．

この結果を図式（グラフ）化すると，視覚的にとらえることができてわかりやすくなります．

4 研究デザイン

分析的研究（分析疫学）は，**図10**に示すように横断研究のほかに症例対照研究（ケースコントロールスタディ）とコホート研究（コホートスタディ）があります[4, 5]．症例対照研究とコホート研究の研究デザインは，ある結果が起こる原因を明らかにすることが目的です．原因は結果が起こる前にありますので，これらは時間の経過を伴う観察研究[4]といわれています（**図11**）．

Q 症例対照研究とは？

A 肺がんに罹患した者（症例）と罹患していない者について仮説で肺がんの原因と考えた喫煙の状況を比較する研究方法です．

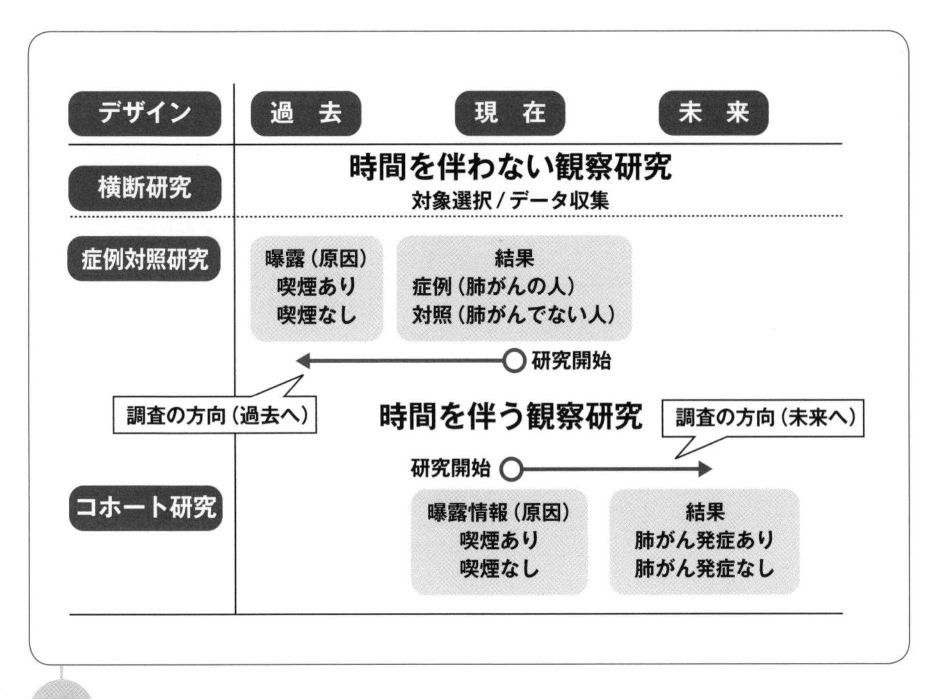

図10　分析的研究（分析疫学）の研究デザイン

Q　コホート研究とは?

A　あらかじめ仮説で肺がんの原因と考えた喫煙をする集団と喫煙をしない集団を追跡して，肺がんの発生状況を比較する研究方法です．

Q　プロスペクティブ（prospective）とは?

A　「前向き」という意味です．喫煙の有無に関する現在の情報をもとに，将来に向かって肺がんの発生を追跡する方法です．

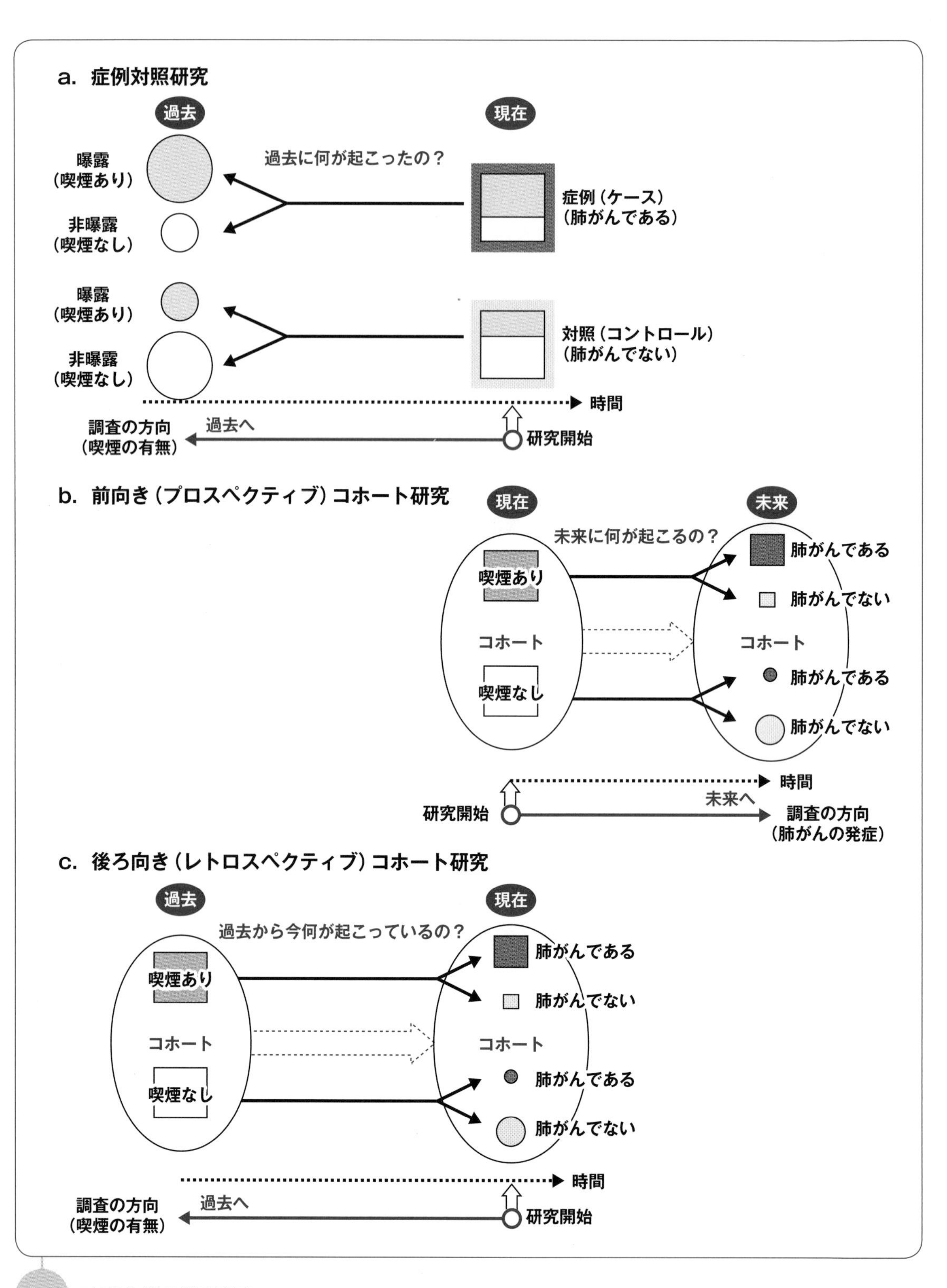

図11　時間を伴う観察研究

Q **レトロスペクティブ(retrospective)とは?**

A 「後ろ向き」という意味です．過去のある時点にさかのぼって喫煙の有無に関する情報を調べ，その時点を出発点として肺がんの発生を追跡する方法です．

5 まとめ

分析的研究は，いくつかの研究デザインと方法があります．**分析的研究は，原因を明らかにすること(仮説を検証すること，因果関係を推理すること)を目的として用います．**

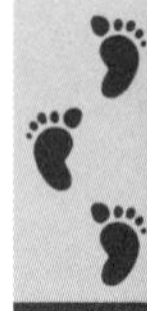

C 介入研究の実際

1 研究の問い

あなたの研究の問いが，「看護ケア(転倒予防介入プログラム)は下肢筋力を高める効果があるか？」の場合はどうでしょう．この場合は，ある看護ケア(転倒予防介入プログラム)による介入が，転倒の原因である下肢筋力を改善するかを検証します(図 12)．

2 対象の選択とデータの収集法

対象は，過去1年間に転倒した経験がある高齢者の皆さんです．次に，転倒経験のある高齢者の中から一部を2つの群を振り分けます．これを“**割り付け**”といいます．2つの群は，転倒予防介入プログラムを実施する人たちの群(**介入群**)と実施しない人たちの群(**非介入群；対照群**)です．

介入群は，プログラムを実施する前と実施した後の2回の時期にプログラムを実施した人たちの最大下肢筋力を，下肢筋力計を用いて測定します．一方で，プログラムを実施しなかった人たち(対照群)も介入群と同じ時期(2回)に，下肢筋力を測定します．

3 結果と分析方法

分析結果をみると，介入群ではプログラムを実施した後の下肢筋力の平均値は実

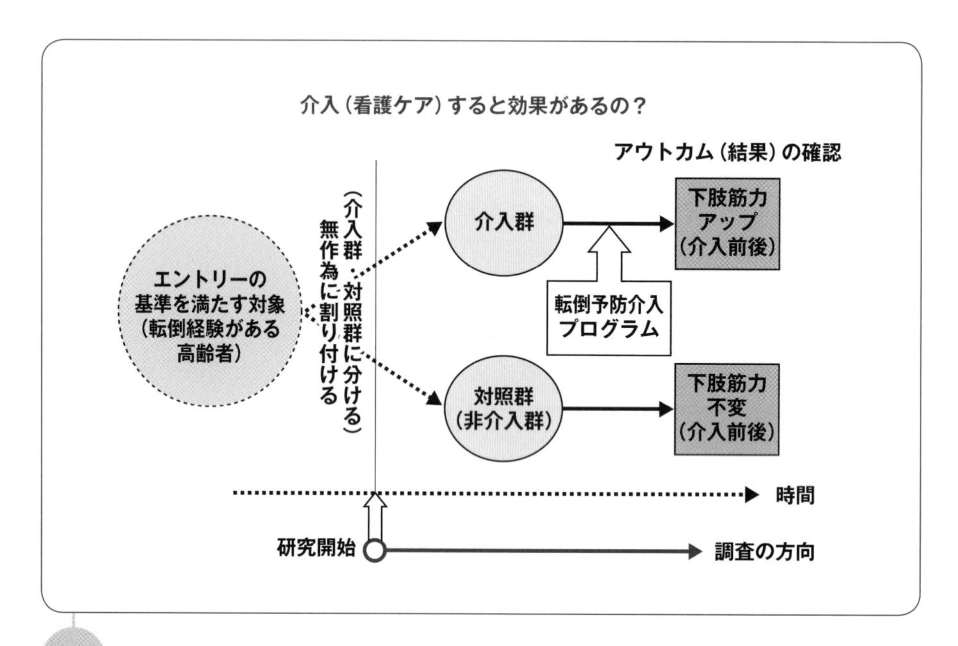

図12 介入研究

施する前の下肢筋力の平均値に比較して高くなりました．しかし，対照群ではプログラムを実施する前と実施した後を比べても下肢筋力の平均値に違いはありませんでした．

プログラムの前後で下肢筋力の平均値を比較するので，この場合に用いる統計的な分析方法は対応のある *t* 検定[2, 6, 11]です．

この結果を図式化（グラフ）すると，視覚的にとらえることができてわかりやすくなります．

4 研究デザイン

転倒経験者の下肢筋力は，転倒予防プログラムによって改善したことから，プログラムは下肢筋力の強化に効果がありました．これは，図13に示す「準実験比較デザイン」です．

しかし，プログラムを実施しない対照群になった転倒経験者について倫理的な問題はないのかと疑問を抱きますね．倫理的な観点からすると，この研究デザインは，臨床で実際に実施するのはむずかしいかもしれません（実施可能性）．研究方法の科学性や客観性を高めることと，倫理的に考えなければならない必要性（倫理性）や実

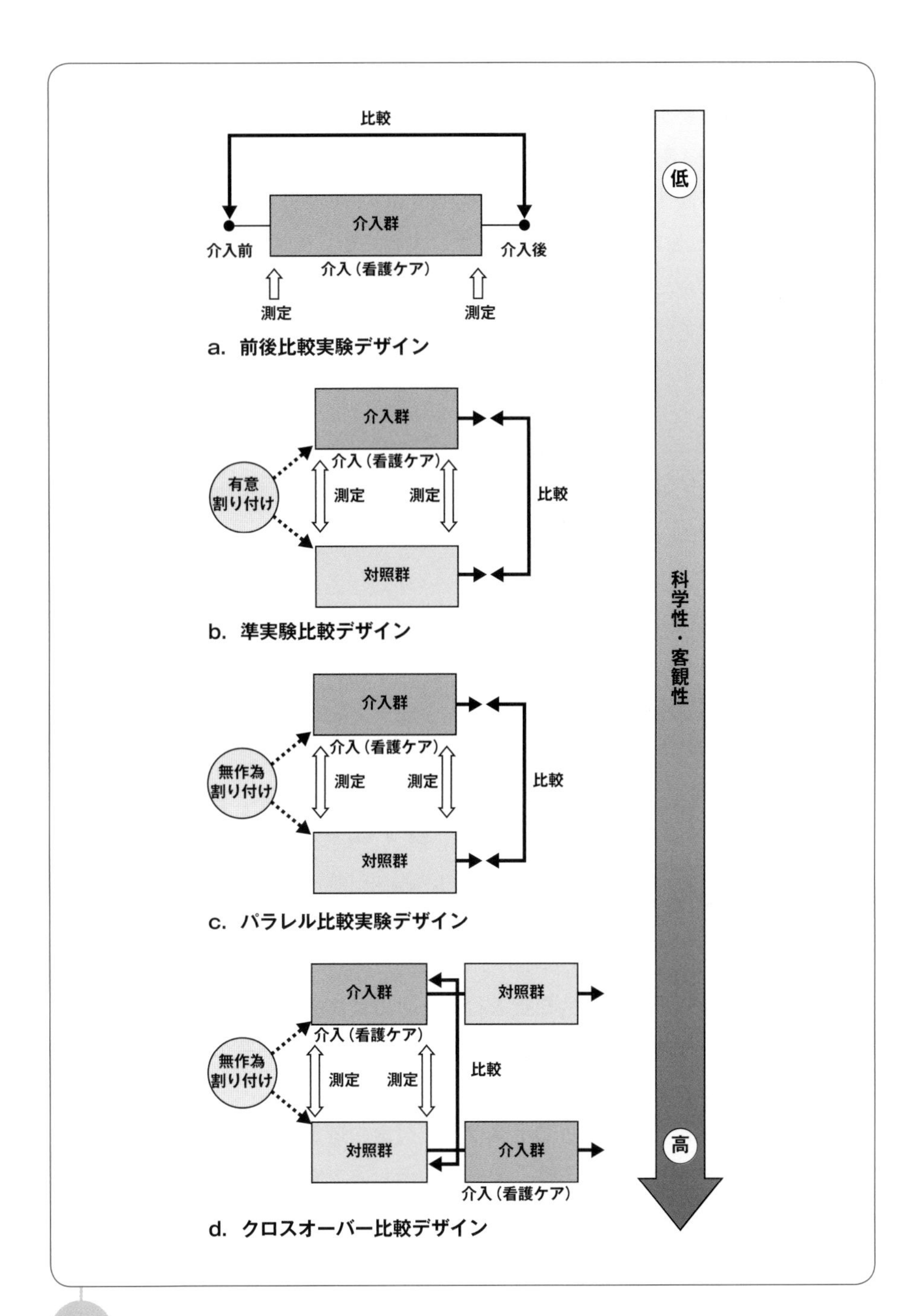

図13 介入研究デザイン

行可能性を考慮することのバランスをどのようにとるかは，人を対象とした研究では慎重に考える必要があります．

介入研究は，**図13**に示すような，いくつかのデザインがあります[13]．介入研究では，科学性と客観性は矢印の方向に高くなります．しかし，倫理的に考えなければならない必要性（倫理性）が高まり，実際に実施できる可能性（実施可能性）は低くなるかもしれません．臨床での研究において倫理性や実行可能性を考慮すると，クロスオーバー比較デザインやパラレル比較実験デザインを，前後比較実験デザインや準実験比較デザインに替えることになるかもしれません．

5 まとめ

介入研究は，いくつかのデザインがあります．**介入研究は，因果関係を決定することを目的として用います．**

量的研究のアプローチは，臨床の多くの場面で活用できます．少し先は見えてきましたか？　これから，臨床でよく用いられる調査研究を例に量的研究の具体的な方法に入ります．もう一息です．

6 量的研究を行うための具体的な方法とは？

調査研究を例に，量的研究を行うための具体的な方法を見ていきましょう．まず調査研究の基本的なプロセスと調査研究のポイントを押さえましょう（図14，表2）．

量的研究に共通するプロセスは，①対象の選定，②データの収集方法，③データの分析方法，④結果の示し方です．このプロセスに沿って見ていきましょう．

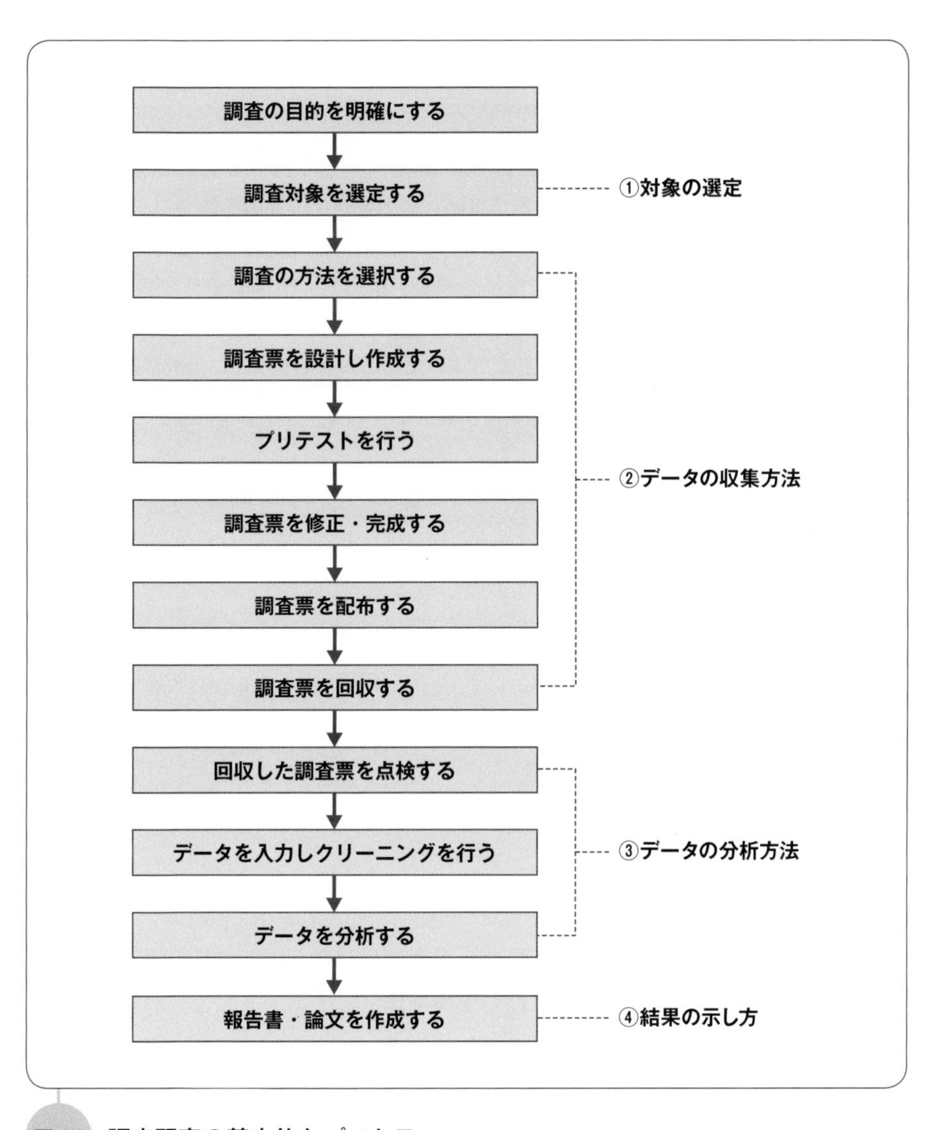

図14 調査研究の基本的なプロセス

表2　調査研究のポイント

調査研究の方法を選択する際のポイント	考慮すべき内容
調査対象を定義する	調査目的や方法に応じて調査対象の範囲を決めて，直接の調査対象と母集団の関係を決める．
調査内容を吟味する	調査内容の候補を収集・精選し，予備調査や分析(信頼性，妥当性)などを通じて実際の調査項目を作成する．
調査方法の種類を知る	さまざまな調査方法の短所と長所を知って，研究課題や時間，労力，資金などに合わせて調査方法を選択する． (面接，配布留置調査，集合調査，郵送調査　など)
分析手法やデータの処理を予測する	調査対象の数やその構成(年齢，性)，調査項目への回答の分布，欠損値の有無等についてデータの記述統計的な概要から，集計と分析方法を予測する． (質的データ，量的データ，パラメトリック・ノンパラメトリック検定　など)
倫理の問題を考慮する	調査対象との間に信頼関係を築き，人間を尊重する精神を忘れずに調査を行う． (説明と同意，プライバシー保護，データの保存と破棄　など)

a 対象の抽出

高齢者の転倒について調査を行う場合，調査の目的や方法に応じて調査対象の範囲を決め，調査対象の抽出法と母集団の関係を規定します．

図15に示すように，母集団とは，あなたがデータを得たいと考えている対象全体のことです．ここでは，高齢者全体です．一方，標本集団とは，母集団から抽出(サンプリング)された一部の人たち(高齢者)です．

抽出法[6,9]では，標本が母集団を代表しているか，言い換えると抽出された調査対象は，皆さんが考えている高齢者全体に似た，偏りのない集団であるかが大切です．なぜなら，標本が母集団に似ていれば標本を対象とした調査から得られた結果を母集団に当てはめることができるからです．これが，**一般化**です．

したがって，標本で得られた結果を母集団にできるだけ一般化ができるように，さまざまな抽出法が工夫されています．抽出法には無作為抽出法や有意抽出法があります(**図16，17**)．

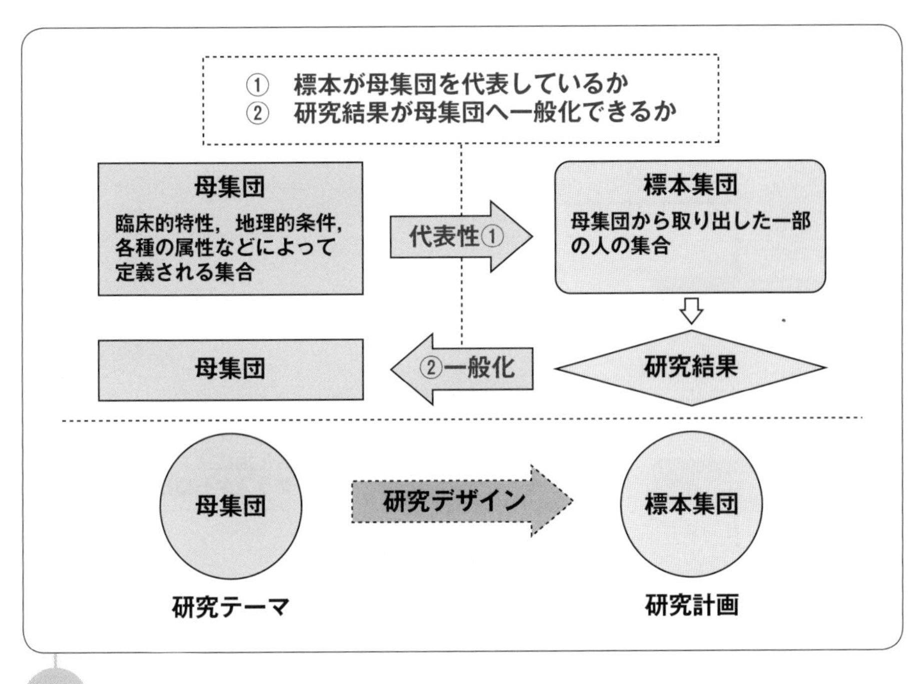

図15　研究対象の選択と一般化

Q　無作為とは?

A　調査を行う者が，主観的判断を排除して調査対象を抽出する方法で，対象をくじ引きのような方法で選ぶことをいいます．これによって，集団全体を代表する標本を選ぶことができます．

Q　有意とは?

A　調査を行う者が「代表的」あるいは「典型的」と考えられる調査対象を抽出する方法です．母集団のよい縮図となる，集団全体を代表する標本を選ぶことは困難です．

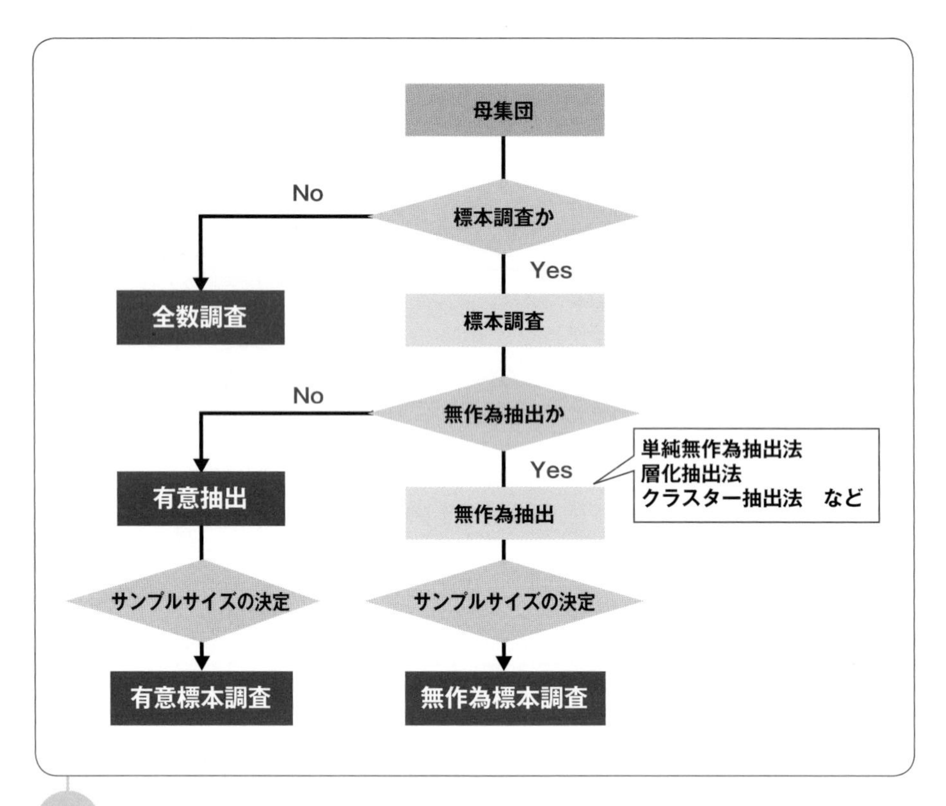

図16 量的研究デザインにおける対象者の決定

対象者の設定と選択

・どのような対象者をどこから選ぶかを明確に定義する（母集団，標本集団）．
・選択基準を満たす対象を選び出す抽出法や割り付けを決める．

▼

選択基準の設定

研究テーマにふさわしく，かつ研究効率の高い母集団を選ぶ．
①属性（年齢，性など）
②臨床的特性
③地理的条件（行政区画）
④時間的条件

除外基準の設定

研究対象にふさわしくない人を除外する．
①質の高いデータが得られない
②追跡できない可能性が高い
③倫理上の問題がある
など

抽出法 →

選択基準を満たす集団が大きすぎて全員を対象にできない場合は標本集団を抽出する．

無作為（確率的）抽出法

①単純無作為抽出法：
すべての人からランダムに選ぶ．
②層化無作為抽出法：
ある特性（年齢，性など）に基づくサブグループからそれぞれランダムに選ぶ．
③クラスター抽出法：
母集団の中にいる人の集合（クラスター；職場，学校），を抽出単位とみなしクラスターをランダムに選ぶ．
④２段階クラスター抽出法：
母集団内のクラスターをランダムに選び，その中の対象全員から対象をランダムに選ぶ．

有意（非確率的）抽出法

①応募法による抽出法：
研究への参加呼びかけに応じた人を標本とする．
②機縁法による抽出法：
調査を行う人と何らかの縁をもつ人を対象とする．

図17 研究の対象を選択する

b データの収集方法

データの収集方法[6-9]は，測定や観察によって行われます．測定は，なんらかの測定用具(物差し：例　血圧計)を用いて測定するものだけではありません．ここでいう測定はあなたがイメージしているものよりも幅が広いとらえ方です．

図 18 に示すように収集方法は調査票を用いた調査（質問紙法）や面接（面接法），行動観察（観察法）などがあります．研究の目的や対象によって適切な方法を選んで

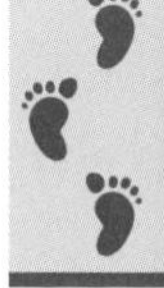

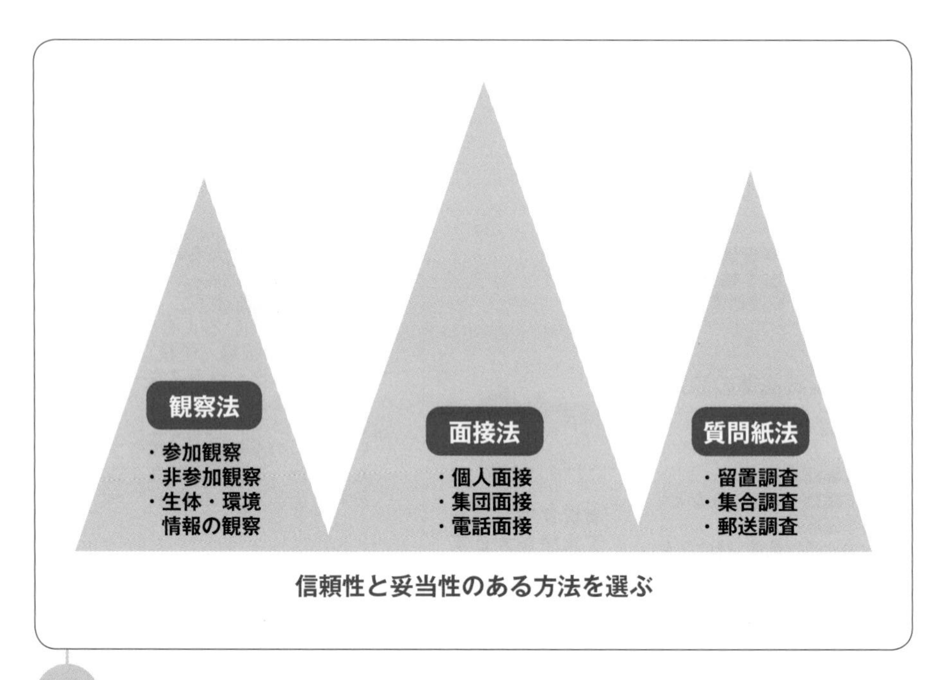

図18 データの収集方法
川口孝泰：看護研究ガイドマップ―研究過程の概観，p.13，医学書院，2002を参考に作成

ください．

臨床でよく用いられる方法の１つに調査票を用いた方法があります．転倒について調査する場合を例に考えて見ましょう．

1 調査票の設計図

調査票を作成する場合，まず調査票の設計図[9, 10]を考えます．**図19**に示したように，設計は，調査票のデザイン，見ばえや回答しやすさ，質問の順序，スキップ(該当者のみ回答する項目)が含まれます．また，調査票は，研究目的，調査方法，協力依頼などを含む依頼文が必要です．

2 調査票の作成

次に調査票の作成に進みます．調査内容[9, 10]は，検索した文献から内容の候補となるものを収集して，その中から適切なものを選びます．その後，実際の調査票の案をつくります．

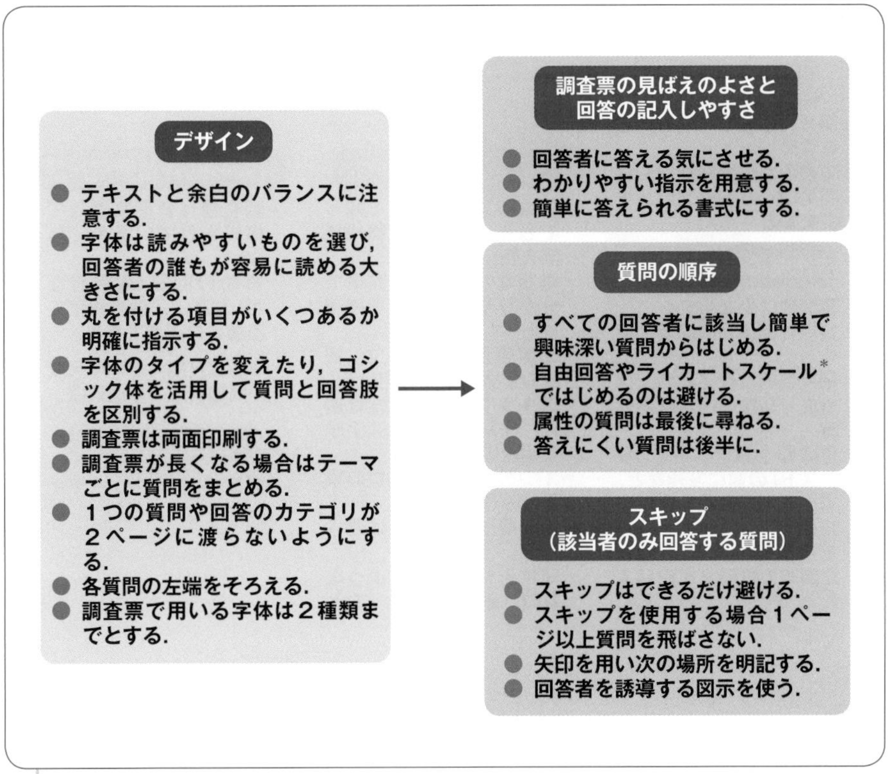

図19 調査票の設計

*ライカートスケール（リッカートスケール）：回答者が提示された文にどの程度合意できるかを回答するものです．たとえば「看護師は魅力的な職業だ」について「1．非常にそう思う，2．ややそう思う，3．どちらともいえない，4．ややそう思わない，5．非常にそう思わない」から回答する場合です．

調査票を作成する際の一般的原則と作成のガイドラインは，**図20**に示しました．そのほかに，有効な質問のつくり方，スケール（たとえば，転倒自己効力感など）や自由回答形式についても示しています．

調査票は質問文だけでできているのではありません．質問に対する回答（選択肢など）が含まれます．実はこの回答がその後のデータの分析にとても重要な要素になります．後ほど説明しますが，回答によってデータの測定尺度が決まり，それによって変数の性質が違います．この違いが，実際に使う統計的な分析方法を選ぶ基準になります．

3 予備調査の実施

調査票の案ができたならば念のため必ずプリテスト（予備調査）[6, 9, 10]（**図21**）を行

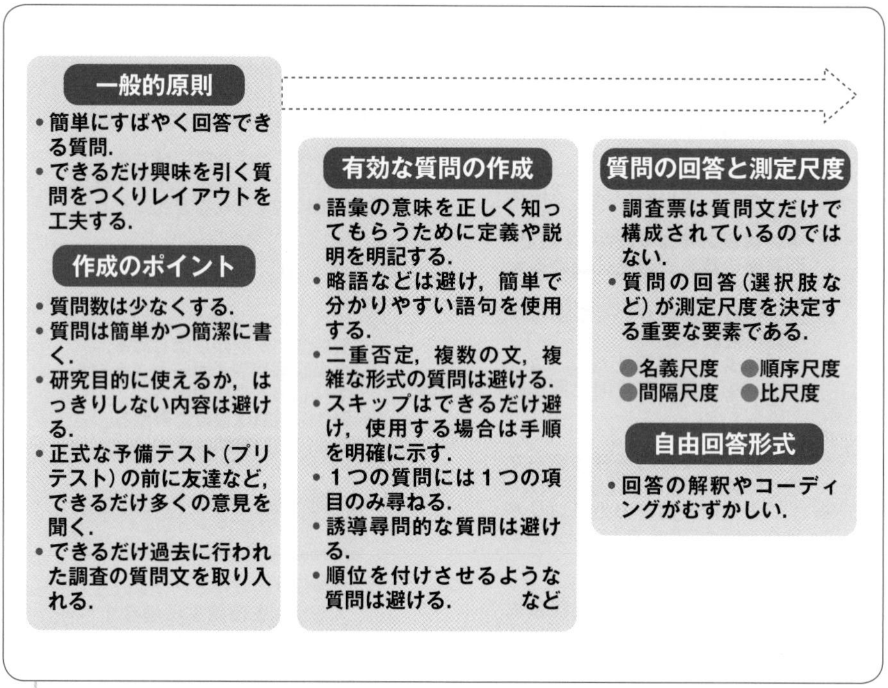

一般的原則

- 簡単にすばやく回答できる質問.
- できるだけ興味を引く質問をつくりレイアウトを工夫する.

作成のポイント

- 質問数は少なくする.
- 質問は簡単かつ簡潔に書く.
- 研究目的に使えるか，はっきりしない内容は避ける.
- 正式な予備テスト（プリテスト）の前に友達など，できるだけ多くの意見を聞く.
- できるだけ過去に行われた調査の質問文を取り入れる.

有効な質問の作成

- 語彙の意味を正しく知ってもらうために定義や説明を明記する.
- 略語などは避け，簡単で分かりやすい語句を使用する.
- 二重否定，複数の文，複雑な形式の質問は避ける.
- スキップはできるだけ避け，使用する場合は手順を明確に示す.
- 1つの質問には1つの項目のみ尋ねる.
- 誘導尋問的な質問は避ける.
- 順位を付けさせるような質問は避ける.　など

質問の回答と測定尺度

- 調査票は質問文だけで構成されているのではない.
- 質問の回答（選択肢など）が測定尺度を決定する重要な要素である.

●名義尺度　●順序尺度
●間隔尺度　●比尺度

自由回答形式

- 回答の解釈やコーディングがむずかしい.

図20　調査票の作成

いましょう．プリテストの目的は，不適切な質問や不完全な指示，回答しにくい質問など，調査票の問題点を実際の調査を行う前に見つけて修正を行うことです．プリテストを行う際は，図21に示すような問題点がないか注意しながらプリテストの結果を分析することが大切です．

プリテストを行わずに不完全な調査票のままで実際の調査を行うと，せっかく苦労して集めたデータが分析に使えないものになってしまいます．プリテストは調査研究にとって，とても大切なプロセスの1つです．調査がはじまると元に戻れません．

4　調査方法の種類

調査方法の種類[6, 9, 10]は，**面接調査**，**配布留置調査**，**郵送調査**，**集合調査**，**電話調査**があります．それぞれの方法の長所や短所（表3）を知った上で，研究課題や時間，労力，資金などを考慮して調査方法を選びましょう．

不適切な質問や不完全な指示，回答しにくい質問など調査票の問題点を見つけることがプリテストの目的です

- データを実際に集める直前に行いましょう.
- プリテストを単発的なものとみなし，調査票が完成するころに一度だけ実施するものと考えてはいけません.
- 回答者の立場から再検討するために調査者自身が調査票に答えてみましょう.

プリテストの結果を分析するとき，問題点としてチェックすべきことは以下の点です

- 自由回答形式なのに記入欄が小さすぎないか.
- スキップの指示が不明瞭ではないか.
- 回答者全員から同じ回答が返ってくる質問はないか.
- 「回答なし」や,「わからない」の回答が多すぎないか.
- 「その他」の回答が多すぎないか.
- 質問の読み違えはないか.
- 回答肢が重複していないか.
- 語句がはっきりしていないものはないか.
- 誤って2つ以上の回答が出てくる質問はないか.
- 複数回答の質問に複数の回答になる可能性がない質問はないか.

図21 プリテスト

表3 調査方法の長所と短所

方法	面接	留め置き	郵送	集合	電話
質問に対する理解度	よい	よくない	よくない	ふつう	よい
調査者による影響	大きい	少ない	少ない	大きくない	大きい
回答者の確認	可能	むずかしい	不可能	可能	可能
回収率	高い	高い	低い	概して低い	高い
費用	もっとも高い	高い	少ない	場合による	地域の大きさや通話時間しだい
結果の信頼度	大	調査内容によっては大	調査内容によっては小	中	中

7 量的研究のデータ分析の具体的な方法とは？

量的研究では，多くのデータを集めて，統計的な分析を行います．
データ分析の具体的な方法は，まず分析する前にデータを入力し，データを点検しクリーニングを行うことからはじまります．
次に，データ（変数）の尺度を決めて，尺度に合った分析方法を選択し，分析によって得られた結果をわかりやすく図表に示します．

データ分析は，以下のように進みます．

データの分析を行う前に，データを入力し，データの点検とクリーニングが必要です．次に，それぞれのデータ（変数）の尺度を決めて，尺度によって決まる変数の性質に合った分析方法を選びます．分析の結果はわかりやすく図表に示すことが大切です．

a 分析のためのデータの入力と処理

量的研究では，データを分析する前にデータの入力と処理を行い，データファイルをつくります．統計的な分析を行う前に正しいデータの入力と処理が必要です．

正しく入力されていない，間違ったデータを用いて分析を行っても，分析した結果は間違ったものでしかありません．

b データの正しい入力と処理

調査が終わって，調査票が回収できたならば，次にしなければならないことはデータの入力作業です．データの入力作業はどのようにすればよいのでしょうか．

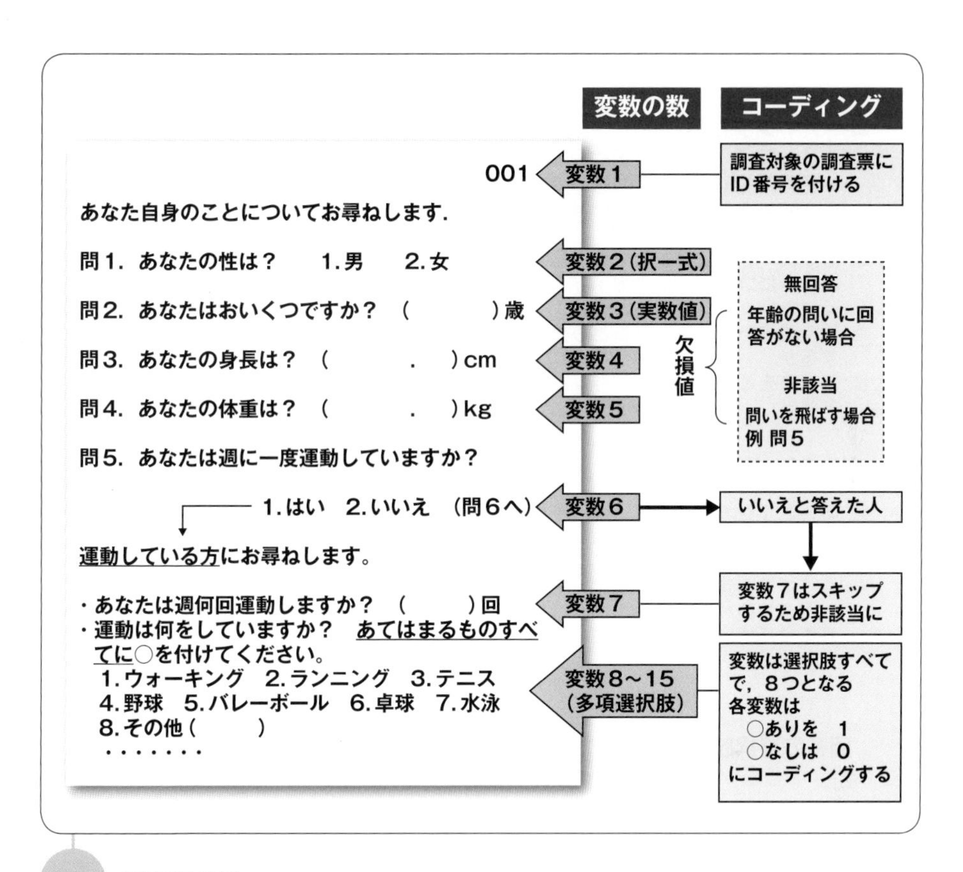

図22 調査票の例

調査対象が調査票の質問に対して回答した内容が“入力するデータ”です．そこで，図22に示した「転倒に関する調査票」を例にデータ入力の方法と処理[3, 6, 10]について見てみましょう．

1 調査票の点検

データの入力を行う前にしなければならないことは，返送された調査票の点検とコーディング(コード化)です．

調査票を点検する内容[9, 10]は，図23に示すように回答に不注意な点はないかということと，修正できる間違いはないかということです．

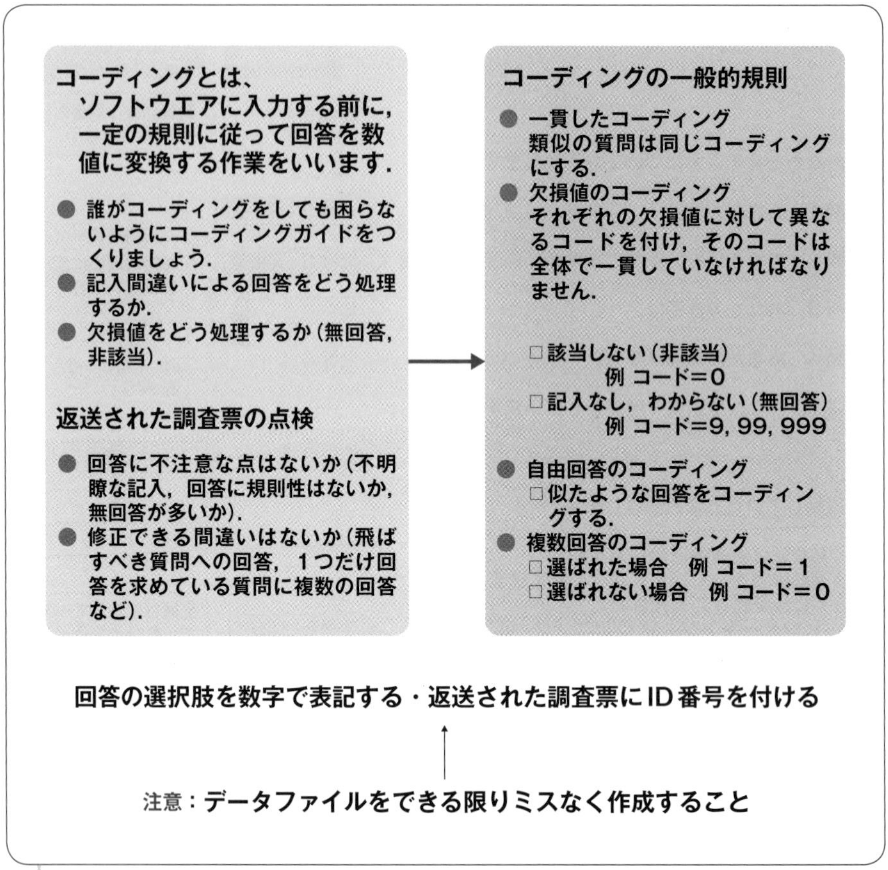

図23 コーディングとデータの点検

2 データの入力

コンピュータを使ったデータ入力のしかたは，どのようにするのでしょうか．ソフトウエアを使って図24に示すような枠の中にデータを入力します．これは，ソフトウエア Excel のコンピュータ画面と同じです．データファイルとは，記憶装置（ハードディスク，CD-ROM，USB メモリなど）に記録されたデータのまとまりのことです．

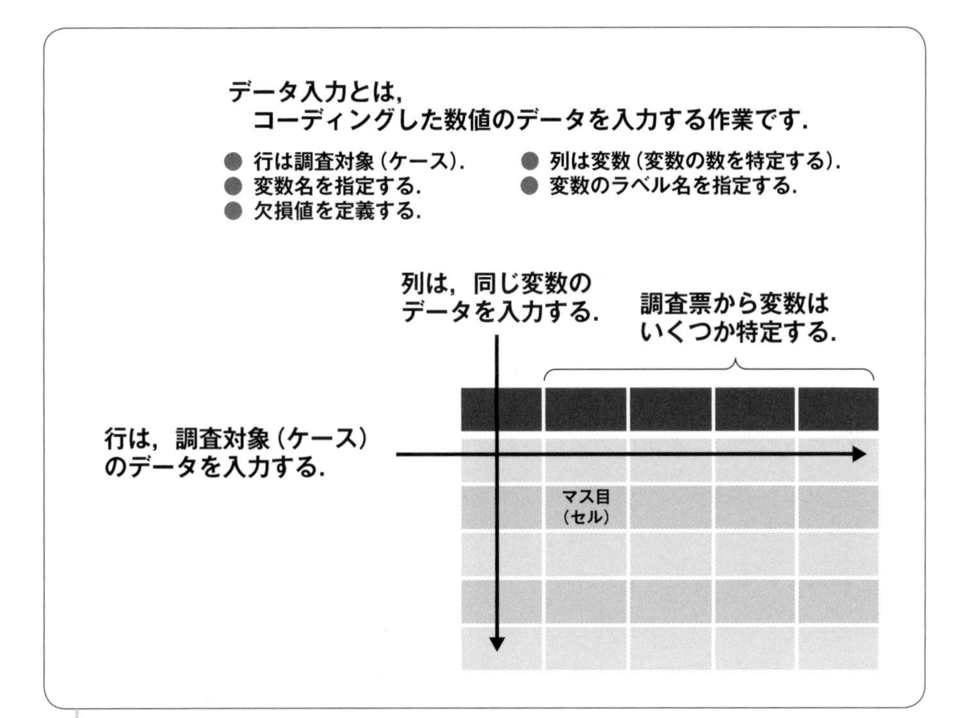

図24　データファイルの作成（データ入力）

3　変数の決定

データを入力するファイルは，行と列から構成されています(図24)．行には調査対象(ケース)が1行に1人ずつ，列には変数が1列に1変数ずつ，データを入力します．このように入力するためには，行に入力するケースを特定するために調査票に一連のID番号を付けることと，列に入力する変数は調査票の回答のどれに該当するかを確認して，あらかじめ変数とその数を決めなければなりません[3, 6, 10)]．

転倒に関する調査票の例(図22)を見てください．調査票の右上には調査票ごとに一連のID番号(整理番号)が付いています．これが各調査対象(ケース)の調査票を特定します(行)．一方，列は変数を入力します．変数は質問に対する回答のどれに該当するものなのかを決めて，調査票にはいくつの変数があるのか，変数の数を確認します．

図22に示すように，ID番号は変数1になり，以下変数2は性，変数3は年齢，変数4は…となります．ところが，運動している者に尋ねる質問「運動は何をして

いますか？　あてはまるものすべてに○を付けてください」に対する回答は，運動しているすべての種目に○を付けます．この場合，各運動種目が変数です．「その他」を含むと変数は8つです．質問に対する回答のしかたで何を変数にするかが決まり，変数の数が変わります．列に入力する変数の数を決めて，すべての調査対象(ケース)について同じ列に同じ変数を入力します．入力するのは，数値です．

4 コーディングのしかた

データ入力とは，コーディング(coding)した数値(code)のデータを入力することです[6, 10]．コンピュータを使ってデータを分析する場合，男は1，女は2とするなど，数値のコードを用いるのが一般的です．この作業をコーディングといいます．

コーディングとは，ソフトウエアを用いてデータを入力する前に一定の規則に従って回答を数値に変換する作業です．選択肢にあらかじめコードが付けられている質問をプリ・コーデッド質問といいます．これに対して，コードがふられていない質問では，調査が終わった後でコードを与えるので，この作業をアフター・コーディングといいます．とくに，自由回答形式による質問では，記入された回答を分類してコード化を行う作業が必要です．

そのほかに，コーディングする際に，無回答と非該当をどうするか，を決めましょう．無回答や非該当は欠損値といいます(**図25**のケース6，変数5)．両者は別のコーディングが行われるのが一般的です(**図23**)．欠損値を決めて指定すると，統計解析用ソフトウエア(SPSS，SASなど)では変数の分析を行うときに欠損値のある対象(ケース)は除かれます．しかし，あなたが使うソフトウエアが無回答と非該当のコードを指定している場合がありますのでマニュアルを確認してください．

5 コーディングガイドの作成

コーディングの作業は大切なプロセスです．誰がコーディングしても同じようにコーディングできるようにガイドをつくると便利です[6]．コーディングの一般的な規則は，**図23**を参考にしてください．なお，データ入力は読み合わせをしながら行い，入力ミスがないかを確認し，できるだけミスがないようにすることはいうまでもありません．

6 データのクリーニング

データ入力が終わったら，もう一度入力したデータができるだけ限りなく間違いがないかを確認します．この作業がデータのクリーニングです．クリーニングは，まず入力したデータの読み合わせを行い，間違いを見つけることです[6, 10]．

続いて単純集計を行います．たとえば変数2(性)をみると，性はコード「1」が男，コード「2」が女です．したがってコード「3」はないはずです．ところが単純集計の結果をみたところコード「3」が1人でもいたとすると，それは入力ミスです(**図25**のケース9，変数2の◌部分)．そこで，コード「3」のケース(調査対象)のID番号を調べて，その調査票を探し出して，性に対する回答を確認し，正しいコードに修正します．また，変数5(体重)で 多くの人の体重からはずれた値，“はずれ値”(たとえば105(kg))があった場合，念のため調査票に戻って体重を確認する慎重さが

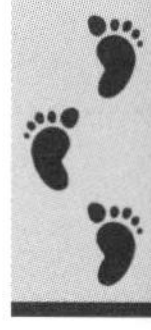

変数

変数の数と名前を決める

ケース

	変数1(ID)	変数2(性)	変数3(年齢)	変数4(身長)	変数5(体重)	変数6(運動)	変数7(回数)
ケース1	1	1	52	170.0	76.0	1	2
ケース2	2	2	54	173.0	86.0	1	1
ケース3	3	2	39	153.0	55.0	2	0
ケース4	4	1	46	180.5	82.0	1	2
ケース5	5	2	34	161.0	58.0	1	2
ケース6	6	2	43	156.0	999.9	1	3
ケース7	7	1	55	172.0	79.0	2	0
ケース8	8	1	44	170.0	69.0	1	2
ケース9	9	3	37	156.0	50.0	1	2
ケース10	10	2	51	148.0	60.0	2	0

図25 データのクリーニング

必要です．あなたはケース2の場合(女性ですが)，変数4，変数5は確認しますか？　確認する慎重さが必要ですね．あなたが入力した数値が間違っていないか確かめるために図25の調査票に戻るときに，変数1のID番号が役に立ちます．調査対象の数が1,000や10,000であれば，なおさらですね．

これで，限りなく間違いのないデータが入力できました．次は統計的手法を使った分析です．入力ミスのないデータを適切な分析を行って得られた結果ならば信頼できますね．

8 初学者にもできる統計的手法を使った分析はどうやるの？

データの分析は，変数の尺度を決めて，一次集計，二次集計の順に進めます．
測定尺度によって変数の性質が違います．この違いを理解することが，適切な統計的手法を選ぶ基本です．変数の性質の違いを理解した上で，1つの変数の見方，2つの変数の関係の見方について，統計的手法の理解を深めましょう．

データを正しく入力できれば，次は分析です．データ処理の手順は，図26に示すように，データ(変数)の尺度の決定，単変量解析(1変数の分析，2変数の分析)の手順です．

a 変数の測定尺度

測定尺度の決定は分析を進める上で大切なプロセスです．データは数値で入力されているために，違いがないように見えます．しかし，変数は測定尺度が何であるかによって性質が異なります．

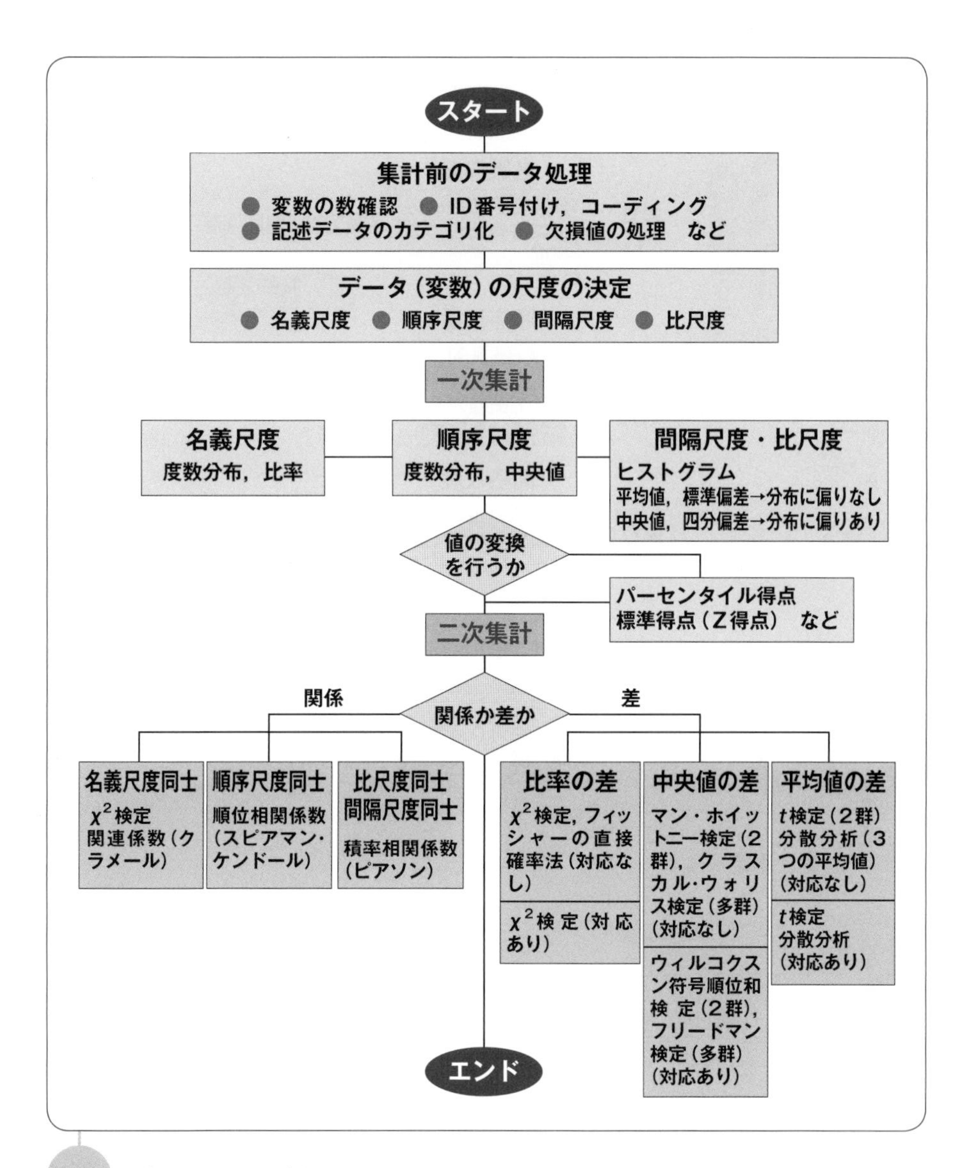

図26 データ処理の手順

本田勝久，髙木亜希子：研究デザインの方法―量的アプローチと質的アプローチ，第38回中部地区英語教育学会（長野），p.1-16，2008より許諾を得て改変し転載
http：//www.urano-ken.com/research/seminar/2008/seminar_honda_and_takagi.pdf
（2019年9月5日検索）

測定尺度は，図27に示すように名義尺度，順序尺度，間隔尺度，比尺度の4種類があります[6, 10]．

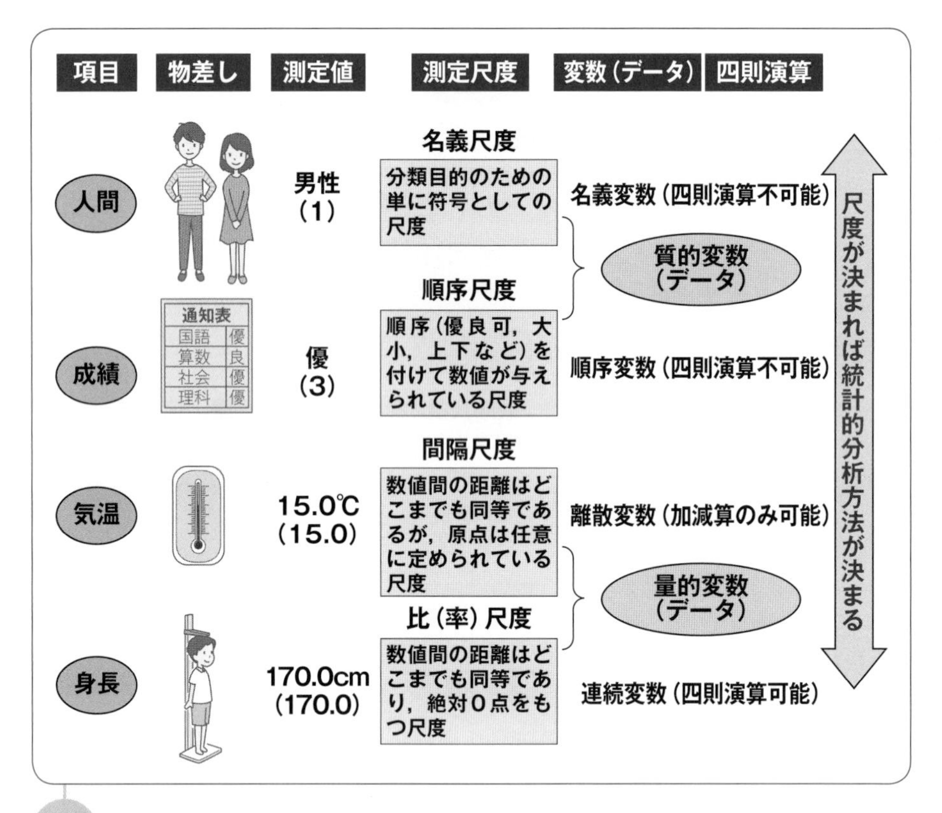

図27　測定と測定尺度

1　名義尺度

名義尺度は，性別（男，女）や血液型（A型，B型，O型など），診断名（肝臓がん，肝硬変，肝炎など）など，その性質の違いによって分類したものです．この尺度は，しばしばカテゴリとよばれ，カテゴリ間の相違は質的なもので，大小や差を比べることはできません．

2　順序尺度

順序尺度は，強さや優劣など1つの方向を仮定して，順番に配列したものです．たとえば，学校の成績の，優，良，可というように，順番を用いる際などがその例です．この場合，あくまでも順番であって，優と良，そして良と可との差はおのおの異なっています．これは，順位，優劣のみを問題にしており，間隔尺度のように各順位間の差は同じではありません．

3 間隔尺度

間隔尺度は各順位間の差・距離を等しい単位で設定したものです．気温や試験の成績などがこの例です．気温を考えてみると，10℃の日と20℃の日を比べて，この間には10℃の差，つまり相対的な差があります．この変数では，相対的な差は明らかですが，測定の起点(0点)が絶対的ではありません．

4 比尺度

比尺度は，測定の起点(0点)に絶対的な意味をもった変数で，間隔尺度では不明であった変数間の比率を用いることができるので，さまざまな統計的分析方法を用いることができます．たとえば，身長や血圧などは絶対ゼロ点をもち，AさんはBさんの2倍の身長があるといったように比較ができます．

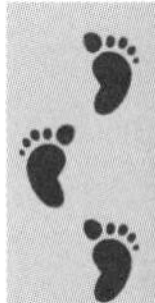

5 まとめ

名義尺度と順序尺度は，四則演算(加減乗除)ができませんので，質的変数といわれます．一方，間隔尺度は，加減算はできますが乗除算はできません．比尺度は四則演算(加減乗除)ができますので，間隔尺度と比尺度は量的変数といわれています．

このようにデータの測定尺度によって変数の性質が決まります．**図27**に示したように測定尺度から変数の性質がわかると，変数に合った統計的な分析方法を選ぶことができます．

図26に示した手順に従って1つの変数の分析から見ていきましょう．

b 一次集計(1つの変数)

まず，一次集計[11, 12]を行い，1つの変数の特性を見ましょう．

図27に示すように，名義尺度の分析は，度数分布(たとえば，男40名，女60名)や比率(たとえば，男40%，女60%)を集計します．順序尺度の分析では，度数分布や中央値を見ます．また，間隔尺度，比尺度の分析は，ヒストグラム，平均値・標準偏差(分布に偏りがない場合)，中央値・四分偏差(分布に偏りがある場合)を見ます．分布に偏りがあるかないかによって平均値か(分布に偏りがない場合)，中央

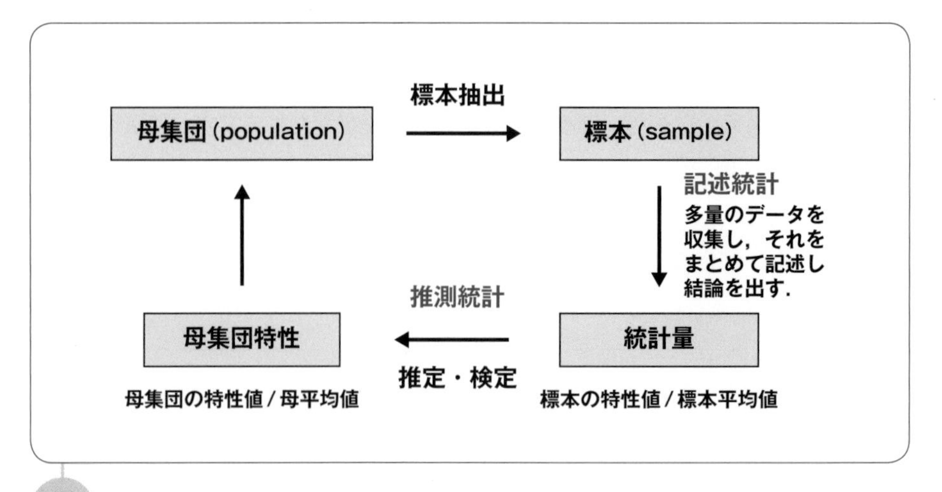

図28 記述統計と推測統計の考え方

値か(分布に偏りがある場合)が違います.

これらは，多数のデータを集めたからこそわかる各変数の特性を記述したものなので，記述統計といいます(図28).

一方，標本調査から母集団を推測する場合は，推測統計といいます．次に推測統計を見ましょう.

c 二次集計(2つの変数の関係あるいは差)

2つの変数について分析する場合を見ましょう．図26を見てください．二次集計[6, 11, 12]では，2つの変数の関係を見るのか，あるいは差を見るのかで統計的な分析方法が違います.

変数は，質的変数と量的変数があります．したがって2つの変数の組み合わせは，①質的変数と質的変数，②質的変数と量的変数，③量的変数と量的変数の3つになります(図29)．2つの変数の組み合わせと分析方法について見ましょう.

1 2つの変数の関係

2つの変数の関係を見る場合は，原則として同じ尺度の変数どうしの関係です．名義尺度の変数どうしではクラメール関連係数，相関比，順序尺度の変数どうしは

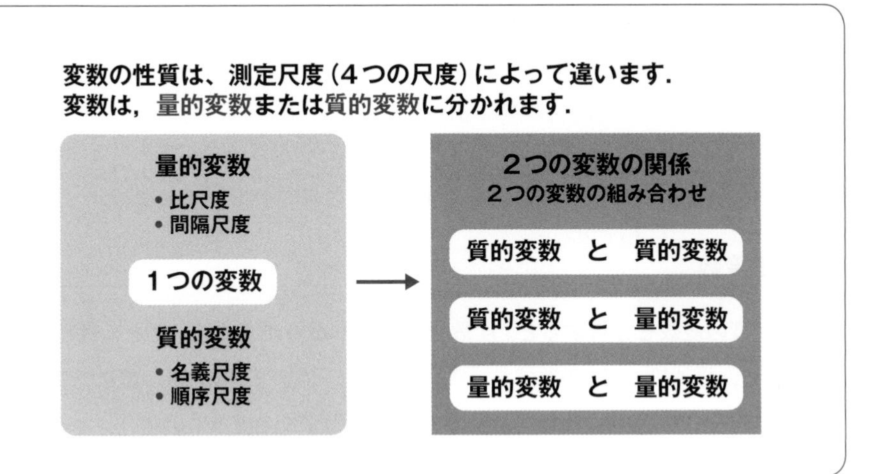

図29　2つの変数の関係のとらえ方

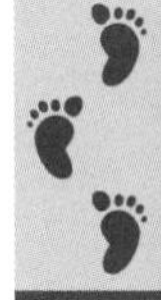

相関係数(スピアマン・ケンドールの順位和相関係数)，比尺度，間隔尺度の変数どうしは相関係数(ピアソンの積率相関係数)を用いて2つの変数の関係の強さを示します.

2　2つの変数の差

2つの変数の差を見る場合は次の組み合わせがあります．質的変数と質的変数の組み合わせは，比率の差の検定(χ^2検定)を用います．質的変数と量的変数の組み合わせでは，質的変数のカテゴリが，名義変数(性)のカテゴリ(男と女)のように2つの場合，カテゴリ間で量的変数を比較します．量的変数を比較する場合に，量的変数の分布に偏りがある場合は中央値の差の検定を用い，分布に偏りがない場合は平均値の差の検定を用います.

質的変数のカテゴリが3つ以上の場合は，一元配置分散分析を用い，その後カテゴリ間の群間比較を行います．群間比較はいくつかの方法(シェッフェ，ダンカン等)があります.

d 分析結果の示し方

統計的分析によって得られた結果の示し方[11, 12]について見ましょう．

1 質的変数

名義尺度の変数を分析すると，度数分布や比率がわかります．たとえば，男40名，女60名や，男40%，女60%です．この結果は，グラフ(円，棒，帯グラフ等)やヒストグラムなどを用いるとわかりやすく示すことができます．

順序尺度の変数を分析した場合，結果は度数分布や中央値を示します．

図表の表題は，表を作成する場合は表の上に，図を作成する場合は，図の下に表記し，欄外に必要な説明(分析方法，$p<0.05$，補足説明など)を記載します．図表を見ただけで内容を理解できるように適宜，脚注に説明を加えましょう．

2 量的変数

間隔尺度，比尺度の変数を分析した場合は，ヒストグラム，平均値・標準偏差，中央値・四分偏差が得られます．身長や体重は，結果として平均値と標準偏差を示します．この結果を示す場合は，グラフや表を用います．

3 質的変数と質的変数

質的変数と質的変数の組み合わせを見ましょう(**図30a**)．

あなたが転倒の発生に男女差があるかについて結果を示す場合，クロス集計表(四分表)を用います．表の項目は，行に性(男女)，列に転倒の有無を記載し，それぞれに該当する人数(N)と括弧内にパーセント(%)を記入します．パーセントは列ではなく，行で100%にしましょう．男と女それぞれで，“転倒あり”と“転倒なし”の%の合計が100%にすると転倒の発生率が男(40%)女(50%)となり，違いがわかりやすくなります．表を作成するときに罫線を用いる場合，横の罫線を用いますが縦の罫線は用いません．

男と女で転倒経験者の比率に差があるかについて検証する場合，比率の差の検定(χ^2検定)を用い，有意確率を求めます．これは，「対応がない」分析です．皆さんが論文を読むと，「女は男に比べて転倒経験者が有意に多い(**有意確率(p値)5%未**

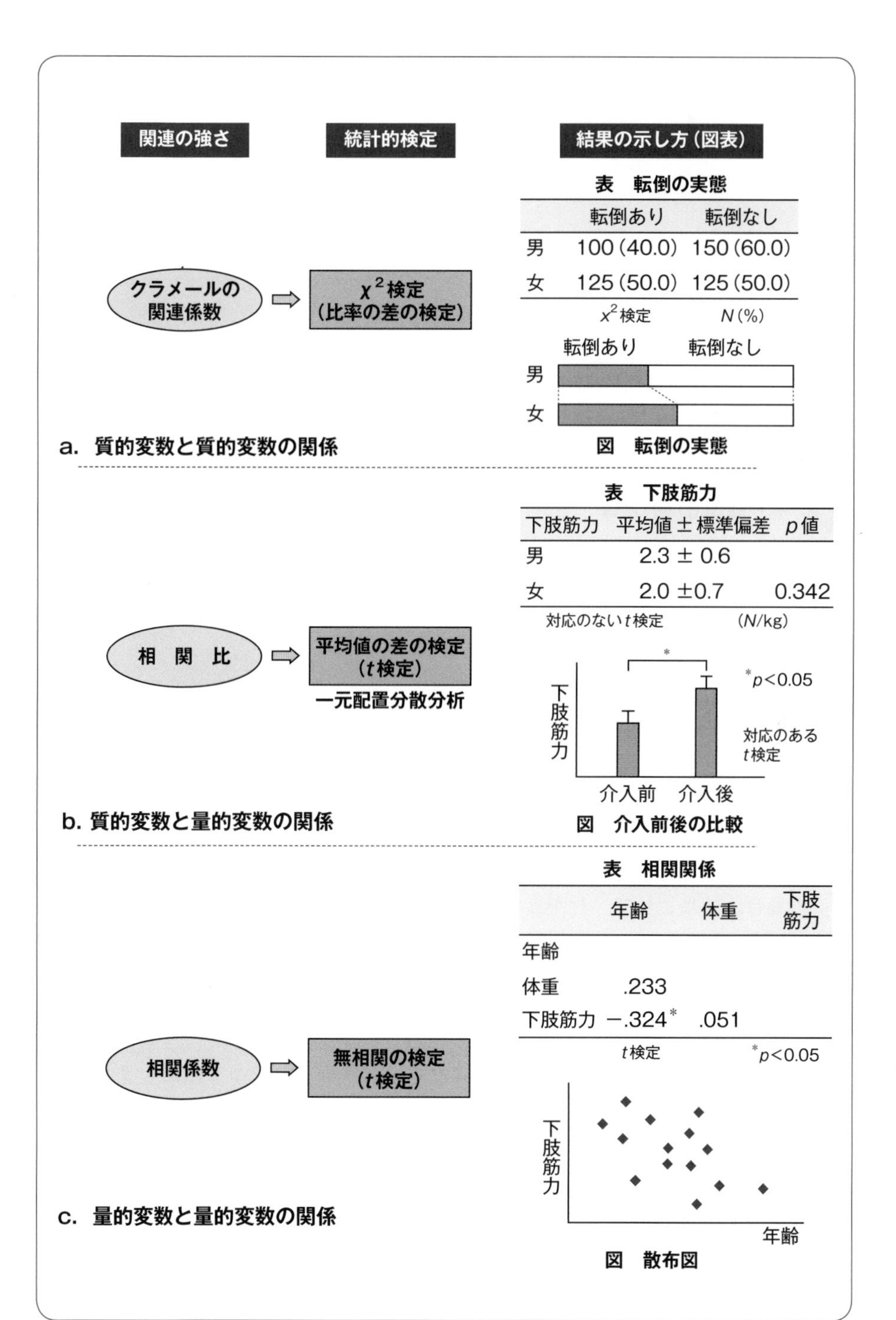

図30　２つの変数間の関係

満で有意な差があった($p<0.05$))」いう文章を目にしたことがありませんか．これが，有意確率(p)です．

Q　有意とは

A　「有意差がある」ことです．これは，2つの測定した値の間に見られる差が，偶然ではなく意味のある差であるとして一般化できることを意味します．

Q　有意確率(p値)とは

A　pはprobability(確率)のPを示すものです．有意水準ともいいます．

4 質的変数と量的変数

質的変数と量的変数の組み合わせはどうでしょう(**図30b**)．あなたが転倒の原因の1つである下肢筋力(膝伸筋力)は，男が女に比べて高いという仮説を検証したいとします．

この場合，結果として，行が男女，列は最大下肢筋力の平均値と標準偏差を記入した表をつくるとわかりやすいでしょう．図(グラフ)で視覚的にわかりやすく示す方法も効果的です．

さらに，**平均値の差の検定(対応のないt検定)を用い**，**有意確率を求めます**．ただし，一次集計であらかじめ下肢筋力は分布に偏りがないことを確認しましょう．下肢筋力以外のものを比較したいとき，比較する変数の分布に偏りがある場合は中央値の差の検定(マン・ホイットニーのU検定)を用います．

5 量的変数と量的変数

量的変数と量的変数の組み合わせはどうでしょう(**図30c**)．あなたは，年齢が高くなると下肢筋力は低くなるという仮説を検証したいとします．

年齢は比尺度で，下肢筋力も比尺度です．比尺度どうしはピアソンの積率相関係数を求めます(**図26**)．相関係数(r)の目安は，0.0から0.2が，「ほとんど相関関係がない」，0.2から0.4は「やや相関関係がある」，0.4から0.7は「かなり相関関係がある」，0.7から1.0は「強い相関関係がある」です．相関係数の値は－1.0から＋1.0の範囲です．

相関関係は，散布図を用いて図式化すると結果を視覚的にとらえることができてわかりやすくなります．表にすると多くの変数間の相関係数が1つの表でわかります．相関係数を表にする場合，2つの変数間の相関係数0.233は　.233とし，表の左下半分に表記します．

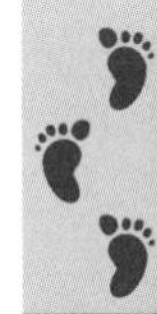

Q　「対応のある」と「対応のない」の違い

A　「対応のある」と「対応のない」の違いは何でしょうか．

たとえば「対応のある」t検定は，介入研究で示したように同じ対象に介入の前後で下肢筋力を測定し，介入の前後で下肢筋力に違いがないか，平均値の差の検定(対応のあるt検定)を用いるのが，これに該当します(**図26**)．

一方「対応のない」t検定は，たとえば男女で下肢筋力の平均値を比較するように質的変数のカテゴリ間で平均値の差があるかを検証する場合が，これに該当します．

Q　「パラメトリック検定」と「ノンパラメトリック検定」の違い

A　2つの変数間の関係をみる場合，質的変数のカテゴリ間で量的変数を比べる方法がありました(**図29，30**)．

量的変数の分布に偏りがない場合は平均値の差の検定(t検定)を用い，分布に偏りがある場合は中央値の差(マン・ホイットニーのU検定)を用います(**図26**)．パラメトリック検定は，比較する量的変数の分布が正規分布を仮定できる場合の検定方法です．分布が正規分布を仮定できない場合は，ノンパラメトリック検定です．

6 推定と検定

推定とは，標本調査から母集団を推測することです(**図28**)．

統計的検定は，標本集団の統計量から母集団の統計量の仮説が成り立つか否かを

検討することです．

この場合，仮説とは反対の内容の仮説（帰無仮説）を立てて，それがどのくらいの確率で棄却できるか（仮説を捨てることができるか）を検討します．この仮説は棄却されることが期待されているので帰無仮説といわれます．

2つの変数に相関関係があるかを例に見てみましょう．検定は標本集団と同様に母集団においても相関関係があることを示すために行います（推測統計，**図28**）．**図31**に示すように，母集団において，「相関係数は0ではない（対立仮説）」ことを検証するために，対立仮説に対して帰無仮説「相関係数は0である（$r = 0$）」を立てます．この帰無仮説が，あらかじめ決めた十分な確率で棄却できるか否かを検証します．

帰無仮説を棄却できると，有意差があると判断します．十分な確率は，5%が目安です．100回に5回よりも少ない回数しか起こらない確率（5%）であれば（$p<0.05$），帰無仮説はまれにしか起こらないとみなすことができるので，帰無仮説を棄却します．帰無仮説が棄却されれば，「相関関係がある」と考え，「統計的に有意

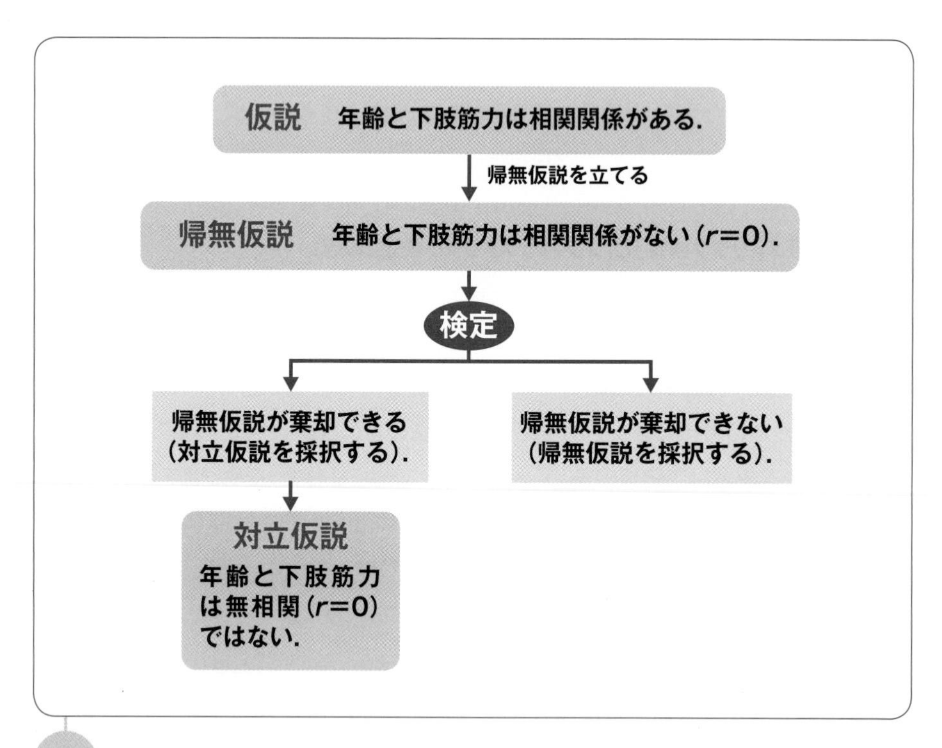

図31　仮説の検証

である」と表します．しかし，検定の結果，「相関関係が0でない」としても，相関係数(r)が0.275であれば相関関係は弱いことになります．

平均値や比率の差の検定では，帰無仮説は「平均値(または比率)に差がない」です．一方，対立仮説は「平均値(または比率)に差がある」となります．

Q　「片側検定」と「両側検定」の違い

A　2群間で平均値の差の検定を行う場合，どちらかが理論的に明らかに平均値が高いとわかっているときは片側検定を用います．たとえば，大学生と中学生について英単語テストの点数を比べるときです．

どちらが平均値が高いか，理論的にわからないときは，両側検定を用います．

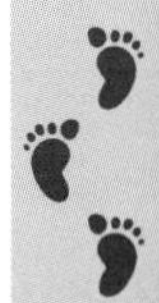

7　図表の作成

結果を示す方法は，数値を表に示す方法と，グラフで図式化して示す方法があります．表は，集計した実数を直接示しますので詳細がわかります．しかし，図式化すると表に比べて視覚的にとらえられるのでわかりやすくなります．

グラフは，全体に占める内訳(円グラフ，棒グラフなど)，変化の推移(折れ線グラフ，層グラフなど)，項目間の較差(棒グラフ，帯グラフ，レーダーチャート，箱ひげ図など)，相関関係(散布図)を示すものがあります(**図32**)．

研究目的に沿って結果を的確に示すのはどれか，報告のしかた(論文，学会発表，報告書など)はどのようものか，などを考えて表にするか，図にするかを決めましょう．

情報処理教育は看護教育に欠かせません．誰もがコンピュータをもつ時代，コンピュータとソフトウエアがあれば，誰でもいつでもどこでも統計的分析ができる環境が整っています．コンピュータは，ユーザーが間違って統計的手法を選んでも，その指示に従って結果を出します．正しくデータを入力して，適した分析方法を用い，結果を正しく読み，解釈することが大切です．

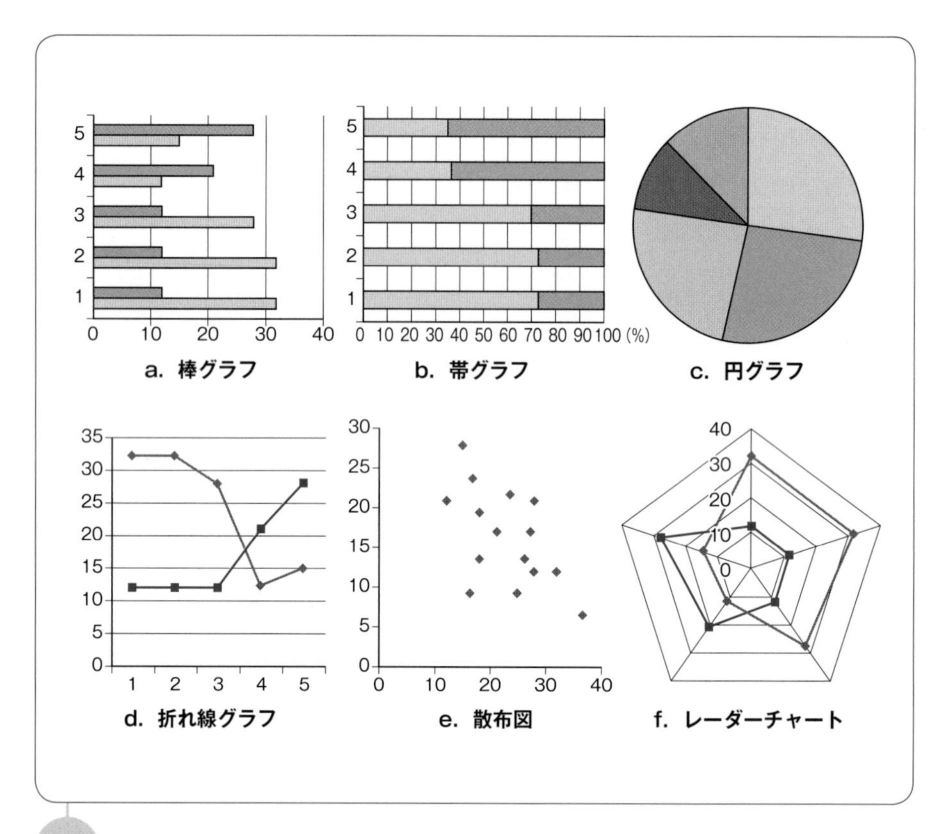

図32 グラフの例

引用文献

1) 井上幸子，平山朝子，金子道子編：看護学大系⑩看護研究における研究，p.15-34，日本看護協会出版会，1981
2) 本田勝久，高木亜希子：研究デザインの方法―量的アプローチと質的アプローチ，第38回中部地区英語教育学会(長野)，p.1-16，2008
3) 川口孝泰：看護研究ガイドマップ―研究過程の概観，p.1-25，医学書院，2002
4) 野尻雅美編著：現代看護学基礎講座⑧公衆衛生学，p.109-132，真興交易(株)医書出版部，1982
5) 中野正孝：看護系の統計調査入門，p.9-39，真興交易(株)医書出版部，1988
6) 中野正孝編著：看護研究のための統計学入門，p.12-34，医学書院，1991
7) 安田三郎，原　純輔：社会調査ハンドブック，p.212-222，有斐閣，1969
8) 池田　央：調査と測定，p.35-56，新曜社，1981
9) 林　謙治，西田茂樹：調査研究の考え方進め方―保健医療・看護に携わる人へ，p.26-48，医学書院，1988
10) Mark R：Survey with confidence　― a practical guide to survey research using SPSS，SPSS INC，p.1-38，1996(西澤由隆訳：SPSSによるサーベイリサーチ，丸善，1997)
11) 五十嵐俊彦：統計解析における統計手法の選択方法．厚生連医誌 **13**(1)：119-136，2004
12) 石村貞夫：SPSSによるカテゴリカルデータ分析の手順，p.27-58，東京図書，2001
13) 重松逸造，柳川　洋編：新しい疫学，p.63-92，日本公衆衛生協会，1991

質的研究とその研究デザインはこう使おう

1節で，あなたの研究の問いを解き明かす方法には，大きく分けると量的研究と質的研究の2つがあることを学びました．量的研究は，2節にあるように多数の対象者をサンプリングして，大まかな傾向がどうなっているのか，または，いくつかの要因の間に関係があるかどうか，といったことを明らかにできる方法でしたね．

ここでは質的研究とは何か，代表的な質的研究はどのように行うかを学び，あなたの研究に役立てましょう．

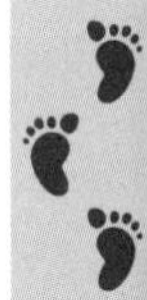

1 質的研究とは？

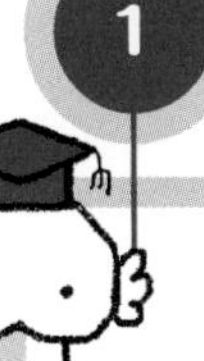

質的研究は比較的少数の対象者をもとに，彼らや彼らと属性を共有する人たちの経験，意識，行動などを彼らの視点に肉薄しながら形にしたり，注目している現象はどんな要因がどのようにかかわりあって成り立っているのか，といったことを明らかにしたりできる方法です．

量的研究と質的研究は，どちらか一方のアプローチのほうが優れている，劣っているということではありません．上で確認したように，あなたが何を明らかにしたいのかという研究の目的や研究テーマの違いによって，適切なアプローチを選びます(☞ 57ページの**表1**，65ページの**表1**)．ですので，必要に応じて両方実施する(「混合研究法[1]」などとよばれます)こともありえます．いずれにしても，大原則は「はじめにテーマありき」であって「はじめに方法ありき」ではない，ということです[2]．このことは決して忘れないでください．

質的研究の代表的なデータ収集法は，大きく分けて**インタビュー**と**観察**の2つがあります．また，代表的なデータ分析法は，**帰納重視⟷演繹重視**，**コード化・理論化重視⟷詳細記述重視**という2つの軸で整理分類できます．

まず，データ収集法を見ていきましょう．

② 質的研究のデータ収集法とは?

質的研究のデータ収集では，基本的に「訊(き)く・聴く」か「観(み)る」かすることになります．要するに，インタビューで対象者に質問し(訊き)，それに対する答えに耳を傾ける(聴く)か，対象者がどんなことをしているのか，どんな生活を送っているのかなどを，観察させて(観(み)させて)もらうかのいずれかです．

ⓐ インタビュー

インタビューは，個人インタビューかグループインタビューに分けられます．個人インタビューは，1人の対象者に対して質問したり語りに耳を傾けたりしますが，グループインタビューは対象者が複数になります．

1 個人インタビュー

1) インタビューの内容

個人インタビューの種類は，インタビュー実施者がどれだけインタビューをコントロールしようとするかで異なります．コントロールの度合いの違いは，「構造化」とか「構成的」といった用語で表現されます．すべての対象者に対してまったく同じ質問を，同じ順番で一語一句違えることなく訊いていくこともできれば(＝構造化(構成的)インタビュー)，「○○に関するご経験について，ぜひくわしくお聞かせください」とお願いして，対象者が自分の話したいように自由に自分のペースやスタイルで話してもらうこともできます(＝半構造化(半構成的)インタビュー)．

質的研究のデータ収集法としてもっともよく知られている「半構造化(半構成的)インタビュー」とは，研究者がある程度インタビューの展開をコントロールしつつも，対象者も比較的自由に話したいように話せる，という形のインタビューのことです．

個人対象であれグループ対象であれ，インタビュー調査では**インタビューガイド**を事前に作成する必要があります．研究テーマをふまえて質問の内容を考えますが，**半構造化インタビューの場合，質問を細かく設定しすぎないようにしましょう．**なぜなら，限られた時間内で全部の質問をしようと焦ると，早く次の質問をしなければと対象者の話の腰を折ってしまったり，焦りが対象者に伝わって対象者が自由に自分のペースで話すことを控えてしまったりすることがあるからです．こうした事態は避けねばなりません．

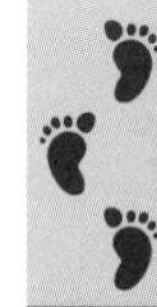

▼たとえば（半構造化インタビューの例）

幼児をもつ母親を対象に，育児不安についての半構造化インタビューを個人を対象にする場合

↓

●よい例（インタビューの対象者が思いついたことを自由に話しやすい問い）

「子育てをしていていちばん嬉しかったと感じたことについて自由にお話しください」

「子育てをしていていちばん大変に感じたことや悩みについて自由にお話しください」

●わるい例（答える内容が広がりにくい問い）

「子育ては楽しいですか？」

「子育ては大変ですか？」

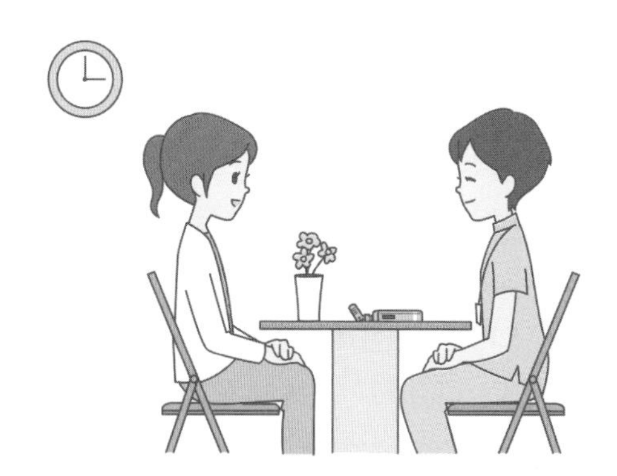

2) インタビュー対象者の人数

ところで，個人インタビューでは，1つの研究で何人くらいにインタビューすべきなのでしょうか．原則は，**研究テーマや分析の進展に照らして必要な数だけ実施する**，ということです．研究テーマに基づき，1人ないし少人数にインタビューし，彼らの経験を事例分析法やライフストーリー法などで描き出そうとすることもあれば，ある集団の経験の特徴を描き出すために複数人にインタビューし，グラウンデッド・セオリー・アプローチなどを活用して分析を進める過程で，結果としてのセオリー(理論)が十分に精緻(せいち)になるまでインタビュー対象者数を増やしていくこともよくあります．

2 グループインタビュー

グループインタビューも個人インタビュー同様に構造化の度合いで分けることができますが，一般的によく実施されるのは**フォーカスグループ・インタビュー**[3](またはフォーカスグループ・ディスカッション)とよばれる方法です(以下，“フォーカスグループ”と略します)．

1) フォーカスグループの内容

フォーカスグループは座談会に似ています．“ファシリテーター”や“モデレーター”とよばれる司会者がいて，参加者の話にときどき相づちを打ったり質問や要約をしたりして，あるテーマについて参加者が自由に対話できるようにします．

▼たとえば(グループインタビューの例)

幼児をもつ母親5名を対象に，育児不安についてのグループインタビューをする場合

↓

ファシリテーターが問いを投げかけます．

「今日は現在子育てをされているお母さま5名に集まっていただきました．子育ての大変さなどについて自由にお話していただきます．今日皆さんがこの場で話された内容は，外部でお話にならないようにお約束していただきたいと思います．ご同意いただけますか？　…それでは，最初は，子育てをしていて大変だなと思われることについて，皆さんで自由にお話

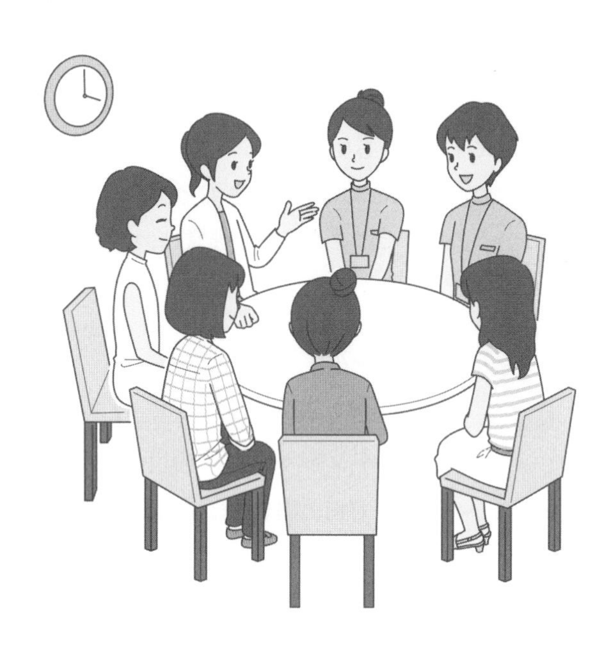

ししてください．○○さんから口火をきっていただけますか？　よろしくお願いします」

こうした環境における参加者（対象者）どうしの比較的自由な対話が，フォーカスグループではデータとなります．

個人インタビューと比べてフォーカスグループでとくに気を付けるべき点は，話された内容にもよりますが，上の例にもあるように，基本的にグループで話されたプライベートな内容について第三者に話さないように参加者全員に約束してもらうことです．研究対象者に対する倫理的配慮として，この点はくれぐれも忘れないようにしてください．

2）フォーカスグループの人数とグループの数

1つのフォーカスグループには，およそ4人から8人くらいの参加者を集めることができます．アメリカでは7人くらいがちょうどよいといわれますが，日本ではもう少し少なくて5人くらいがちょうどよいようです．また，参加者の構成ですが，性別や年齢を統一したほうがよいこともあれば，逆にばらけさせたほうがよいこともあります．同様に，経験を共有している者を集めたほうがよいこともあれば，そうでないほうがよいこともあります．参加者の構成は，研究の目的に合わせて変える必要があります．

1つの研究でどれくらいの数のフォーカスグループを実施すべきかについては，個人インタビューの場合と同じく「必要な結果を生み出すために必要な数だけ実施する」というのが原則ですが，現実的には**最低でも2グループ以上実施すべきです**．1グループのみ実施というのは，そのグループが非常に例外的である可能性もあるので，やはり避けるべきです．

3 情報通信技術（ICT）を活用したインタビュー

ICTの発展にともない，メール，チャット，テレビ会議やWeb会議によるインタビューも行われています．こうしたインタビュー方法には，①研究対象者が遠くに住んでいたり，なんらかの理由で対面の調査には参加したくなかったりしても研究に協力してもらえる，②メールやチャットならテキストのやりとりであるため，インタビュー終了時には逐語録ができあがっている，といった利点があります．しかし，①対象者が本当に研究者が望む条件に当てはまっている人なのかの確認がむずかしい場合や，②テキストのみのインタビューだと，対面インタビューで得られる対象者の表情，声のトーン，ボディ・ランゲージなどの情報が得られない，といった難点もあります．

b 観　察

インタビューが対象者の話を聴くことや訊くことに特化しているのに対し，対象者の実際の行為やその行為を成り立たせている状況や環境を観ることや感じとることを重視するのが，観察です．**参与観察と非参与観察**の2種類があります．

1 参与観察

参与観察は，文化人類学の主要な調査法であるフィールドワークにおいて，中心的なデータ収集のアプローチとして発展しました．看護研究ではしばしば「参加観察」とよばれます．このアプローチを活用する研究者は，参加者でありながら同時に観察者でもあることを要求されます．つまり，研究対象の現場で限りなく参加者になろうとしつつ，ギリギリのところでひるがえって観察者でもあり続ける，というのが参与観察のエッセンスです．これは簡単ではありません．

関心のあるフィールド(調査現場)に入ったら自動的に参加者になれるわけではなく，そのフィールドで生活する人たちと日常をともにし，彼らの視点から彼らの世界を理解しようとすることで，はじめて参加者に近付いていくことになります．しかし，そのフィールドにおける参加者になりきってしまえば今度は観察者の視点を失いかねないので，参加をとおしてフィールドの人々の世界に肉薄しつつ，同時に外からやってきた観察者の視点で記録をとって考える必要があります．

簡単ではないのですが，**こうして内部者である参与者の視点と外部者である観察者の視点とを行きつ戻りつすることで，どちらか一方の視点だけでは見えてこないものをとらえられる**可能性が高まります．これが参与観察の強みです．ただし，フィールドの人々が気兼ねなくオープンに話をしてくれるような信頼関係を築くまでには，それなりの時間がかかるのが普通です．

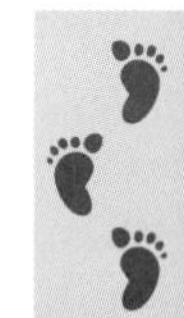

2 非参与観察

一方，非参与観察はフィールドの人々とは直接にかかわらずに観察記録をとる方法です．対象者から少し離れたところから研究者が観察するやり方や，研究者はその場にはいずに，録音機器や録画機器を設置して記録をとるやり方などがあります(もちろん研究協力者や対象者に同意を得た上での話です)．

非参与観察では，対象者が調査者の存在を意識せず，普段どおりにふるまう可能性が高くなります．ただし，対象者によっては録音・録画機器の存在が気になるかもしれません．また，録音のみの場合，対象者の表情やジェスチャーなどの非言語的コミュニケーションに関する情報を得ることはできません．

c データ収集法の選択の原則

データ収集は1つの方法だけでなく，複数の方法を組み合わせたほうがよいのでしょうか．たとえば“個人インタビュー＋グループインタビューを選択する”など2つ以上を組み合わせるかどうかです．

結論をいうと，そうすることの必然性はありません．**図1**は，BMJ(イギリス医師会雑誌，British Medical Journal)やJAMA(米国医師会雑誌，Journal of the American Medical Association)といった大変有名な英文総合医学誌5誌に2000年からの5年間に掲載された質的研究をレビューした結果の一部ですが，1つのデー

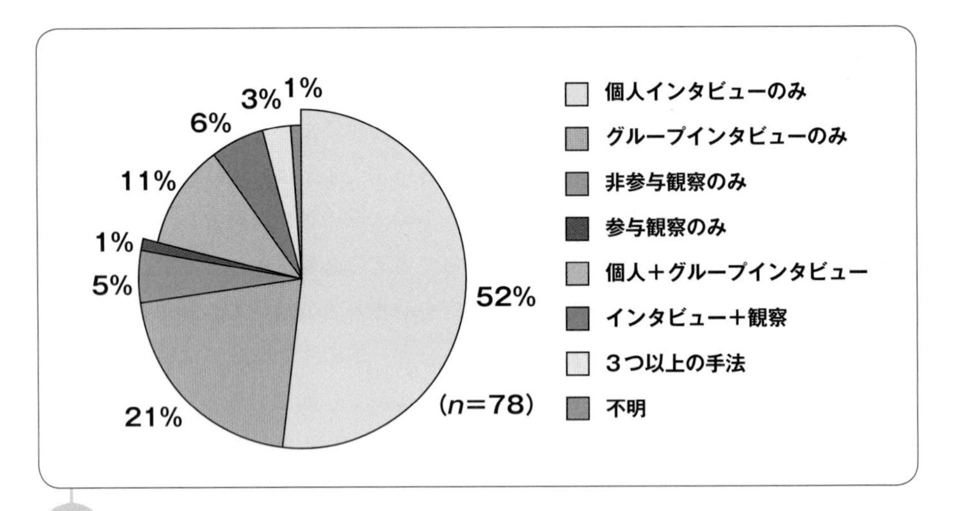

図1　有名な英文総合医学雑誌に掲載されていた質的研究で使われていたデータ収集法

Yamazaki H, Slingsby BT, Takahashi M et al:Characteristics of qualitative studies in influential journals of general medicine:a critical review. Biosci Trends **3**(6):202-209, 2009を参考に作成

タ収集法で十分質の高い研究がたくさんされています[4]（図1）．考え方の原則は，研究テーマや研究実施上の現実的な制約との兼ね合いで，実施すべきものは実施し，実施する必要のないものや実施できないものはしない，ということです．この点はどうか忘れないでください．

3　質的研究のデータ分析法とは？

質的研究のさまざまなデータ分析のアプローチを，帰納（きのう）重視←→演繹（えんえき）重視，コード化・理論化重視←→詳細記述重視，という2つの軸で整理分類して理解してみましょう．

ⓐ 帰納重視タイプ←→演繹重視タイプ

1 帰納重視タイプのアプローチ

帰納重視タイプのアプローチとは，インタビューの逐語録などの具体的なデータを，基本的にボトムアップ的に分析し，概念，理論，仮説，記述報告などを結果として生み出していくアプローチです．国語辞典『デジタル大辞泉』[5]によれば，“帰納”とは，

「個々の具体的な事例から，一般に通用するような原理・法則などを導き出す」

という意味です．看護研究では，看護場面で注目した具体的現象を分析し，1つの理論を導くといった帰納重視タイプの分析法がよく活用されています．

このタイプの分析法で分析を進めていく際に気を付けるべきことは，具体的なデータからボトムアップ的に積み上げていく分析をしていれば，自然と概念や理論が浮かび上がってくるわけではないという点です．まず，特定のデータ部分から概念をつくり，それを精緻にしていく過程には，ほかのデータ部分によってもその概念が十分に支持されるかどうか検証するプロセスが含まれます．この意味で，あくまでも帰納重視なのであり，まったく演繹的(次節参照)要素がないということではないのです．

また，たとえばグラウンデッド・セオリー・アプローチでは，帰納重視タイプの分析アプローチで概念を複数つくっていき，それらを関連付けて理論をつくる必要がありますが，とくにこの関連付けの手続きは，最終的な結果がどのようなものなのかといった全体像の見当なしには困難です．つまり，個別に展開するボトムアップ的な概念生成と概念間関係の検討を優先しつつ，同時にその過程で常に全体像を想像することで，まとまりのある1つの結果に収斂(しゅうれん)させていく必要があるのです(図2)．この意味でも，やはり帰納重視であって演繹的要素を除外した帰納型ではないのです．

2 演繹重視タイプのアプローチ

帰納重視タイプの対極にあるのは演繹重視タイプのアプローチで，すでにある概念，理論，仮説などを具体的なデータと照らし合わせてトップダウン的に検証していくアプローチです．理論検討が重視される社会学などの領域でよく活用されますが，看護研究でも研究目的によっては活用することがあります．

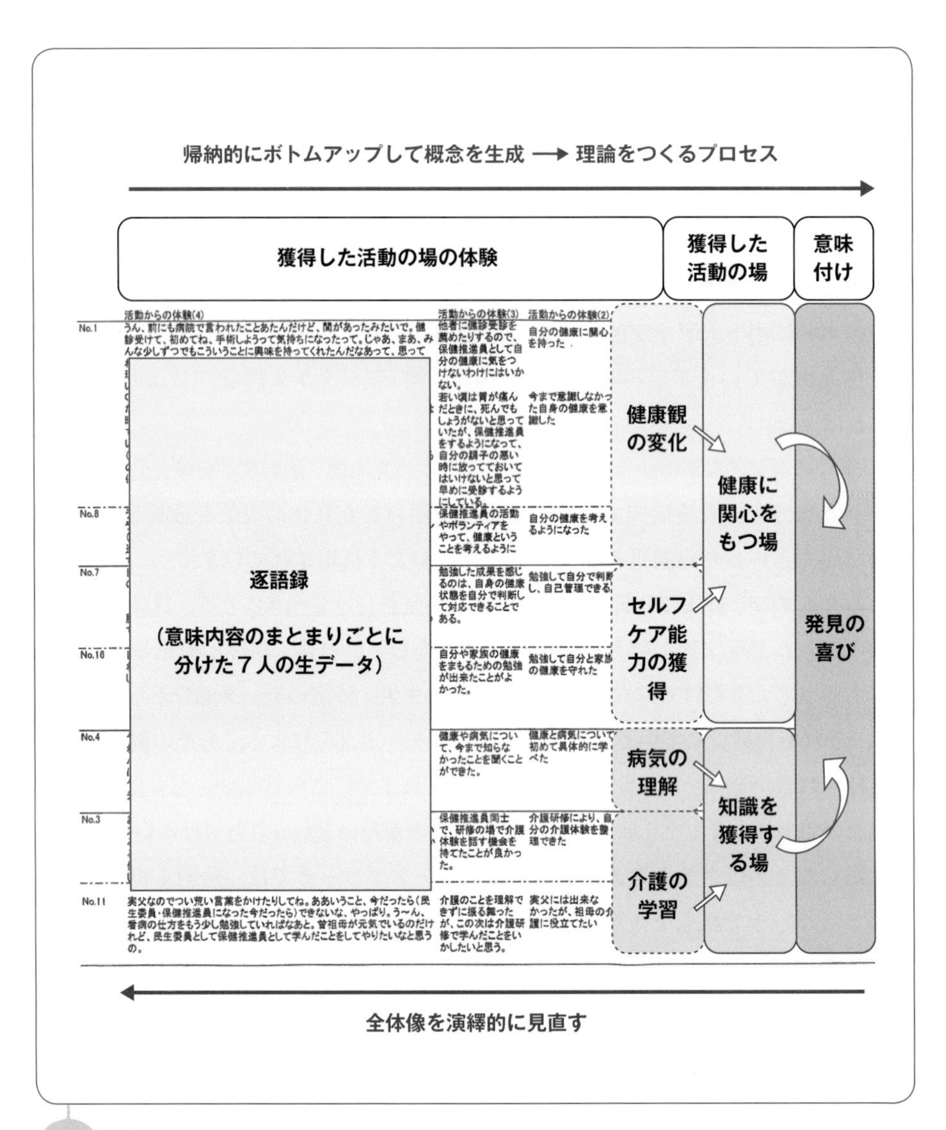

図2　地域組織活動参加者の活動のもつ意味についての研究の分析過程の例

ⓑ コード化・理論化重視タイプ←→詳細記述重視タイプ

1 コード化・理論化重視タイプのアプローチ

コード化・理論化を重視するタイプのアプローチでは，“コード化”という分析手続きが強く意識されます．“コード化”とは，逐語録や観察記録などの膨大な生データを自分で定めた研究の問いと照らし合わせて分析・解釈する過程で，短いラベルをつくって端的に示していくことをいいます．この“ラベル”は，質的研究の方法によって，“コード”，“概念名”，“表札”など，さまざまなよばれ方をされます．コード化・理論化を重視する代表的な分析アプローチとして，グラウンデッド・セオリー・アプローチやKJ法などがあげられます．

2 詳細記述重視タイプのアプローチ

一方，詳細記述を重視するタイプのアプローチは，結果を生データの詳細に宿るリアリティや実感に訴えかける力を最大限に活かしてまとめたいときに活用します．とくに明らかにしたい現象が学術的にも一般的にもよく知られていない場合，詳細記述を重視するアプローチは読者にその現象を実感的に理解してもらう上で力を発揮します．このアプローチの代表的なものとして，エスノグラフィー法やライフストーリー法があげられます．

3 どちらの分析アプローチを選ぶか?

要するに，質的研究でどの分析アプローチを選ぶかを判断する際にまずすべきことは，あなたはこの研究で，①詳細なデータのコード化分析をとおして概念や理論をつくり，シンプルに結果をまとめることで人々に対象現象の論理的な理解を深めてほしいのか，それとも，②詳細なデータそのものをふんだんに前面に出して結果をまとめることで，人々に対象現象のアクチュアリティ把握(実感的理解)を深めてほしいのか，を考えることです．

看護研究では②のタイプの研究は多くありません．しかし，人々によく知られていなかったり研究されていなかったりする現象は，まずその現象がどういったものかを読者が具体的かつ実感的に想像できるような結果を示すことが重要です．また，

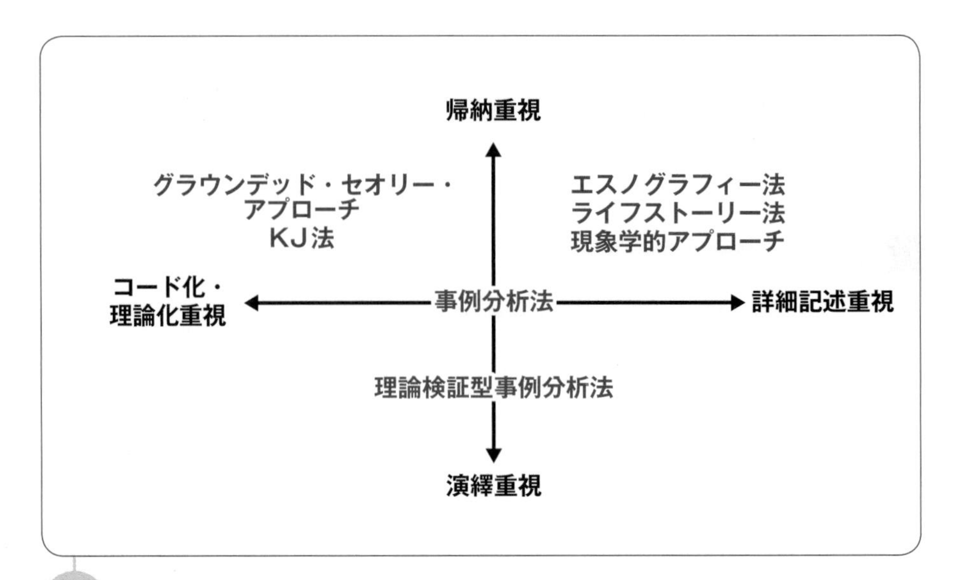

図3　質的研究における分析アプローチの分類

対象者の主観的世界を深く理解するには，語られたことや観察されたことの細やかな分析と提示がカギになることがあり，その際にもライフストーリー法などをうまく活用すれば，臨床的にも学術的にも意義深い研究となりえます．

以上２つの軸を使って，これから説明する代表的な質的研究の分析アプローチを整理分類すると，図３のようになります．

4 代表的な質的研究は実際にどう展開するの？

代表的な質的研究法には，グラウンデッド・セオリー・アプローチ，KJ法，エスノグラフィー法，ライフストーリー法，現象学的アプローチ，事例分析法などがあります．いずれの方法も，すべきこととしてテーマ設定，データ収集，データ分析，論文執筆/結果のまとめがありますが，テーマ設定を終えたらデータ収集，データ収集を終えたらデータ分析というように，明確に段階的には進行しません．

では，質的研究の展開と代表的な分析方法について見ていきましょう．

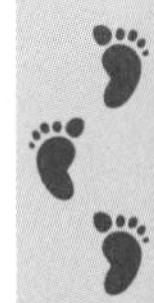

量的研究では，まず関連文献を検討して仮説を立て，次にその検証のためにデータの収集をし，それを終えたら分析をし，最後に結果をまとめて論文を書く，というふうに，研究が段階的に進んでいきます(☞ 2節)．しかし，質的研究では，このように理路整然と段階的に物事が展開するイメージが当てはまらない部分が多くあります．つまり，**研究テーマの設定，デ−ータの収集と分析，結果のまとめと論文執筆といった手続きが，1つ終えたら次に移るという形ではなく，少なからず行きつ戻りつ同時並行的に展開していく**感があります．

質的研究では，量的研究のように確定した仮説の検証が目的であることは少なく，たいていは曖昧模糊としていて多様な要素から成り立っている複雑な現象を探索的に明らかにすることを目指します．この探索的な解明の過程で，あっちを修正しこっちを修正しというように，明らかになってくるデータの特性に合わせながら試行錯誤しつつ研究を進めていかざるを得ないのです．

ですので，**倫理委員会から提出を求められる研究計画書には，こうした質的研究の展開のフレキシブルな性質を端的に説明し，研究テーマ，データ収集法，データの範囲(対象者数など)，データ分析法，結果のまとめ方などの変更・修正がありうることを，あらかじめ記しておくとよいでしょう**．

 研究テーマの設定と文献レビュー

1 研究テーマの設定とデータ特性に合わせた修正

研究テーマを設定するためには，重要だと思われる文献を十分にレビューする必要があります．そうしないと，十分に研究テーマを絞り込むことができず，カバーしなければならないポイントが多すぎたり論点がぼやけてしまったりして，分析が収拾つかなくなってしまうからです．これは質的研究でも量的研究でも同じく重要なポイントです．

ただ質的研究のテーマ設定で特徴的なのは，実際に集めたデータと向き合っていく中で，はじめて研究テーマが明確になってくる側面があるという点です．つまり，**研究テーマは最初に固めてしまえるものではなく，原則としてデータの特性に合わせて修正する必要が出てきます．**

質的研究で重要なのは，常にデータに根ざして分析をしていくことであり，あなたが最初に設定したテーマを忠実に守ろうとすることではありません．最初に設定した研究テーマが修正されることなく分析が進んでいくようであれば，よほどその設定が的確であったか，あるいはデータに根ざした分析をしていないかのいずれかでしょう．

2 継続的な文献レビュー

文献レビューについても同じことがいえます．普通，文献レビューは研究テーマの設定に際して，テーマを絞り込むためだけに行う印象があるかもしれません．ですが，データと向き合っていくことではじめて研究テーマが明確になってくるのならば，最初に設定したテーマと関連があった文献も，テーマが修正されることで結果的にあまり関連がない文献となってしまう可能性があります．また，逆にあまり関係がないと思っていた文献が，データ分析が進むにつれてとても関連がある文献であることがわかってくることがあります．

この意味で，研究のはじめの段階でテーマを設定するためだけに文献レビューをし，それで終わりにしてしまうわけにはいかないのです．**文献レビューはほかの研究手続きと同時並行的に，論文を書き上げるまで必要に応じて継続的にすべきものです．**とくに概念や理論といった形で結果を生み出していく過程や，生み出された

結果の考察を深める際に，文献レビューは非常に重要です．

こうした手続きをふまえて，はじめて明確にあなたの研究を先行研究の蓄積のうちに位置付けることができます．言い換えれば，先行研究との関連を明確に示せない分析結果は，研究結果として価値がないということです．この点は忘れないようにしてください．

b データの収集と分析

1 同時並行的に展開するデータ収集とデータ分析

質的研究におけるデータ収集は，しばしばデータ分析と同時並行的に展開します．たとえばインタビュー調査では，1人目のインタビューをして逐語録をつくっているときや，最初の数人分の逐語録を読んでいく過程で，新たな質問が浮かんできたり，異なる属性をもつ人をインタビューする必要性に気付いたりします．そして，新たなインタビュー対象者から話を聴いたり，もとのインタビュー対象者に再び会ったりして得られたデータを分析し，必要ならばデータ収集を再度実施します．こうして，データの収集と分析の過程が混ざり合います．

参与観察でも同じことがいえます．あなたが観察したことや感じとったことをフィールドノートに記録するというデータ収集の手続きそれ自体が，すでに分析の要素をふんだんに含んでいます．記録は現実そのものではなく，現実を自分なりの見方・考え・言葉で再構成したものです．つまり，記録するという行為にはすでに

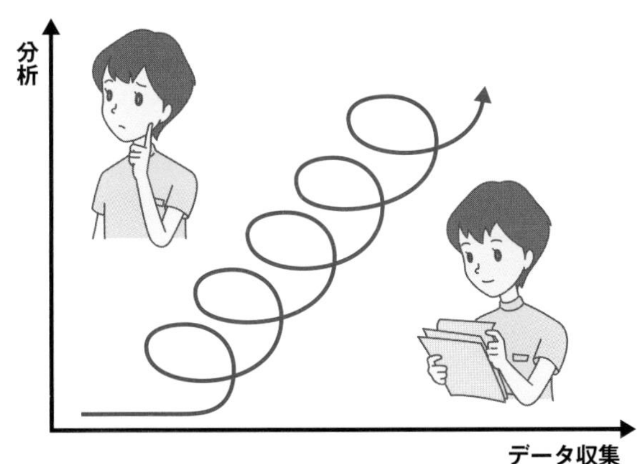

解釈行為が含まれています(同じ意味で，インタビューの逐語録をつくるという行為も，少なからず解釈行為が含まれています)．そうした解釈行為をふまえて，新たな視点や考えをもってさらなるデータ収集を行います．

2 分析＝解釈

上の話とも関連しますが，質的研究の分析において忘れてはならないのは，“分析”とはすなわち“解釈”であるという大前提です．量的研究では，分析結果は数値で出され，それを言葉で解釈して考察が行われます．一方，質的研究では，分析結果はそもそも言葉で表されます．つまり，質的研究で行われている“分析”とは，逐語録や観察記録など言葉で表されるデータをさらに言葉で解釈していく過程なのです．

では，分析＝解釈ならば，自分の思うように独断で解釈してよいのかといえば，そうではありません．その解釈が妥当かどうかは，それがあなた以外の視点から見ても説得力をもっているかどうかにかかっています．では，誰の視点を意識すべきかというと，あなたと同じ領域の研究者，研究テーマや問題関心を共有する人，対象者，そしてこれら以外のいわゆる一般読者です．

ですので，暫定的な分析＝解釈の結果が出た時点で，それを学校や職場の友人ないし同僚に聞いてもらったり，ゼミ，研究会，学会などで発表したりして，直接上記の人々からフィードバックをもらいましょう．また，対象者に暫定的な結果を見てもらい，事実確認をしてもらったりコメントをもらったりするのも一計です．

さらに，関連する先行研究の結果とあなたの暫定的な結果とを十分に比較検討し，重なる部分と重ならない部分をはっきりさせ，あなたの研究の独自性(オリジナリティ)を確認しましょう．

こうした手続きにより自分の解釈(＝分析)を相対化し，分析結果を多角的かつ包括的で妥当なものにしていくことができます．

c 論文執筆/結果のまとめ方

1 論文執筆

常識的に考えれば，論文執筆は研究のほかのすべての手続きを終えたあとに取りかかることです．ですが，論文に書く内容は，研究の最終段階にならないとまったく書けないことばかりではありません．たとえば，データ収集法や分析法の具体的説明や調査における倫理的配慮の記述は，データ収集以前から書きはじめることができます．であるならば，後回しにする理由はなく，書けるときに書きはじめて，研究の進行に伴い理解が深まったり状況が変化したりするのに合わせて，推敲(すいこう)を重ねていけばよいわけです．

2 分析結果のまとめ方

ただし，論文でもっともカギとなるのはやはり分析結果の提示です．結果のまとめ方は，コード化・理論化重視タイプの分析法を採用した場合と，詳細記述重視タイプの分析法を採用した場合とでは異なります．すでに確認したように，コード化・理論化重視タイプでは，分析結果はいくつかの概念を列挙したり，理論の形にまとめて提示したりされます．一方，詳細記述重視タイプでは，結果はデータにあった詳細をふんだんに活かしながら記述的にまとめられるので，端的な提示というよりは読み物的に全体を読んで理解する形になります．

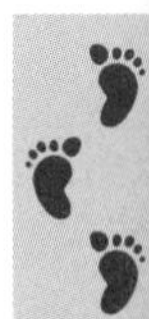

また，質的研究では量的研究と異なり，論文において“結果”と“考察”がまとめて書かれることがあります．このことは，質的研究では分析＝解釈であるという先の説明と関係しています．先述のように，量的研究では結果は数値であり，その数値に対する言葉での解釈が考察です．それに対し，質的研究は結果がそもそも言葉による解釈で生み出され，しかもその解釈(＝分析)過程で先行研究の結果との重なりや違いを吟味しているので，量的研究の論文で“考察”とよばれる部分の手続きを，ここですでに行ってしまっていることになります．したがって，“結果”と“考察”をまとめて提示するケースが出てくるのです．

しかし，最終的に両者をまとめるか分けるかの判断は，投稿論文であればジャーナルの規定に沿って決定します．両者を分けて提示しなければならない場合，“結果”では分析手続きを経て生み出した概念や理論，あるいは記述的な結果の提示に限定し，“考察”では先行研究との関連について論じるようにするとよいでしょう．修士論文などの学位論文では，両者を分けるか合わせて記述するかは自分で選べたりしますが，いずれの形を選ぶにしても，選択の根拠をきちんと説明できるようにしておきましょう．

5 代表的な質的研究は実際にどうやるの？

代表的な質的研究法であるグラウンデッド・セオリー・アプローチ，KJ法，エスノグラフィー法，ライフストーリー法，現象学的アプローチ，事例分析法について概略を示します（表1）．これらのアプローチは厳密にはデータの分析法だけでなく，収集法や結果のまとめ方にも関係しています．ですので，研究対象の何に注目してデータを集めるのか，集めたデータのどういったところに焦点化して分析をするのか，分析結果をどのような形で表したいのかといった目的の違いで，選ぶ方法が異なってきます．

以下，それぞれのアプローチについて説明しますが，この説明はあくまでも筆者の現時点の理解に基づくものであることをお断わりしておきます．そしてこのことは，皆さんが実際に質的研究をやろうとする際に，どのアプローチを採用するにしても，自分なりにそのアプローチをどう理解しているのかをあなた自身の言葉で説明する必要がある，ということを意味しています．

表1 代表的な質的研究法

名称	どのような目的のときに使うの？	帰納重視 ←→ 演繹重視	理論化・コード化重視 ←→ 詳細記述重視
グラウンデッド・セオリー・アプローチ(GTA)	主に人と人とのかかわりあいに注目し，人間行動の説明を可能にする理論をデータに根ざした形で生み出したい.	帰納重視	理論化・コード化重視
KJ法	明らかにしたい社会現象や文化現象について，なるべく包括的かつ統合的な見取図を，データに密着した形でつくりたい.	帰納重視	理論化・コード化重視
エスノグラフィー法	関心のある現象にまつわる"文化"に注目し，その"文化"を見出すためにフィールドワークを実施し，結果を記述的にまとめたい.	帰納重視	詳細記述重視
ライフストーリー法	対象者個々人の人生経験の物語をそれぞれの対象者と研究者との対話をとおしてともに生み出し，それをもとに，対象者が自らの人生経験をどのように意味付けているのか，さまざまな意味付けをどのように関連付けて物語っているのか，といったことを考察しつつ，対象者のライフストーリーを記述的に(再)構成したい.	帰納重視	詳細記述重視 (コード化するタイプの研究もある)
現象学的アプローチ	かんたんに語り得なかったり説明できなかったりするような対象者の経験を，対象者との対話などをとおして，その経験を特定の場でしている(その現象が起きている)ときの対象者自身の視点に共同で迫りながら，記述的に明らかにしたい.	帰納重視	詳細記述重視 (コード化するタイプの研究もある)
事例分析法	ある事例の特性を明らかにすることが，一般性の理解や現場における実践に役立つので解明したい.	帰納重視 演繹重視	詳細記述重視 理論化・コード化重視

a グラウンデッド・セオリー・アプローチの概要

1) グラウンデッド・セオリー・アプローチ

グラウンデッド・セオリー・アプローチ（grounded theory approach：GTA）は，**主に人と人とのかかわりあい（相互作用）に注目し，人間行動の説明を可能にする理論を，データに根ざした形で生み出したいときに活用します．**何よりも重要なのは“理論”を生み出すことを目指すという点と，“人と人とのかかわりあい（相互作用）”という“人間行動”に注目する点であり，この２点にこだわらないのならばGTAを使う必要はありません．

たとえば，対象者である患者が，家族と，ほかの患者と，看護師と，医師と，地域住民と，行政の人間と，どのようなかかわりあいをもち，そのかかわりあいをとおして患者の行動，意識，心理がいかに絡みあいつつ変化していったのか——こうした視点で変化の過程（プロセス）を説明できる理論を生み出すことが，GTAによる研究の目的です．

2) グラウンデッド・セオリー・アプローチで生み出す理論

また，生み出す理論は対象現象のプロセスを説明できるだけでなく，**コンパクトでインパクトのある理論でなければなりません．GTAで生み出す理論は，対象者のいる現場（たとえばケアの現場）で対象者とかかわる人々（たとえば対象者をケアする医療者）にとって理解しやすく，覚えやすいものでなければなりません．**生み出した理論が冗長かつ複雑であれば，現場の人々は理解も記憶もできないでしょう．端的で論理的説得力があり，かつ印象的で記憶に残る理論を，研究結果として提示しなくてはなりません（☞ 133ページの**結果図**）．

そして，**生み出す理論はやはりデータに根ざしている（グラウンデッドである）必要があります．**すでにある理論や概念をもとにデータを分析するのではなく，そうした既存の理論や概念を十分に理解し念頭におきつつも，入手したデータをあなたの研究関心としっかりと照らし合わせながら，帰納重視で解釈的なコード化分析を展開することで，データとあなたの研究関心に根ざした概念を複数つくり，それらをパーツとして組み合わせて理論をつくる必要があるのです．でなければ，生み出した理論は「グラウンデッド・セオリー」とは呼べなくなってしまいます．

3) グラウンデッド・セオリー・アプローチのさまざまなバリエーション

GTA にはいくつかのバージョンがあります．このアプローチを考案した2人の社会学者B・グレーザーとA・ストラウスによるオリジナル版[6)]，グレーザー版[7, 8)]，ストラウス版[9)]，ストラウスと看護学者J・コービンによるストラウス＝コービン版[10)]，K・チャーマズによる構成主義版[11)]などが世界的に活用されています．日本の看護研究では，看護学者の戈木クレイグヒル滋子によるものでストラウス＝コービン版の流れをくむ戈木クレイグヒル版[12-15)]，さらに，社会学者である木下康仁が考案した修正版(M-GTA)[16-20)]などがよく活用されています．

バージョンの違いにかかわらず，データ収集はインタビューでも観察でも可能です．しかし，データ分析の手続きはバージョンの違いにより異なります．たとえば，インタビューの逐語録を行ごとかもっと小さな単位で細かく区切る“切片化”という分析手続きがありますが，これはM-GTA以外のすべてのバージョンで実践されます．M-GTAでは概念をつくっていく過程でこうした“切片化”ではなく，“分析ワークシート”とよばれるものを活用して分析を進めます(**表2**)．“切片化”も“分析ワークシート”の活用も，データに根ざした分析を促進し，同時に自分のデータ解釈(＝分析)を相対化させるためのしくみですので，あなたに合っているほうを選ぶとよいでしょう．

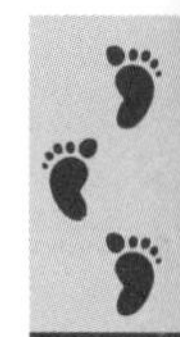

表2　分析ワークシートの例

概念名	“生活史素材”
定義	入居者とホームの環境とをつなぐ素材で，入居者の生活史の中にあったもの
具体例	①（ホームの食事はまずいと批判した後で），「私も主人も京都生まれですから，主人は味にやかましく，私の料理は特別でした．ところがねえ，ホームのひじきの煮物だけは私の（ひじきの煮物）と全部一緒，驚きました．京都の料理が東京で食べられる，こんなことってあるんですね」 ②「岩手の家にあったオダマキの花が，ホームの庭にもあった．上京するときにももってきて，Ｎ町の庭にも植えた花よ．懐かしい」． ③（入居後，抑うつ的だった女性．アップルパイを見て）「私，こういうのが好きなのよ」とにっこり． ④汚い食べ残しは絶対にしない．ここでも，職員が「Ａさんの食器は洗わないでもいいくらい綺麗」といってくれる． ⑤「供養祭に出ようとしたら，ホームはＳ宗なんですってね．私の家と同じ．その袋の中のお守り出してくれない（お守りキー・ホルダー）．これもって行って来るわ」 ほか
理論的メモ	①思いがけなく，ふと，気付いた．あっという体験．懐かしさがこみ上げる． ②自分の生活環境とはまったく違うと思っていたホーム環境に，自分の生活史との共通点を見つけた感動．関係性の転換． ③一気に，ホームとの溝，違和感，落差が消えた．親しみや安心感，喜び，安堵感．慣れようがないところ→慣れることができそうなところ． ④ホームへの足がかり，接点，通路，道．関係のないもの同士を結ぶ働きをする． ⑤その人だけに意味がある．その人だけが意味付ける．アイデンティティ確認． ⑥食物・音楽・草花・自然・宗教・習慣…広い範囲から見つけてくる．日常的なもの，具体物，抽象的なものと多様． ⑦ホームのケアも接点になっている，これは“生活史素材”ではない．ホームにある素材だから“ホーム素材”か． ⑧ホームへの不満，違和感は強い．ゆえに“生活史素材”は重要な働きをする．

木下康仁編著：分野別実践編グラウンデッド・セオリー・アプローチ，p.203，弘文堂，2005より引用

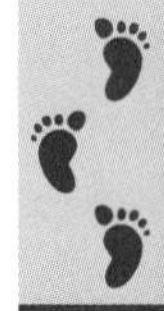

4）グラウンデッド・セオリー・アプローチの分析結果

分析結果である理論は，しばしば結果図とストーリーラインで示されます．結果図とは，分析で生み出した概念を矢印などで関係付けて図にしたもので，プロセス性をもった現象の構造を視覚的に表現しています．一方，ストーリーラインとは結果図を文章化したものです．つまり，**結果図とストーリーラインは完全な対応関係になければなりません**．また，両者とも端的でなければなりません．先述のように，結果としての理論は現場の人に応用してもらいたいものであり，必然的に現場の人が覚えていられるようなものでなくてはなりません．ですので，結果図がある程度シンプルであり，それに対応してストーリーラインもできるだけ端的であるべきでしょう．

▼たとえば

性的に活発な男女高校生を対象に，彼らがコンドーム不使用へと傾倒していく行為と認識のプロセスの結果図とストーリーラインを見てみましょう[21)]．

[結果図とストーリーラインの作成例[21)]]

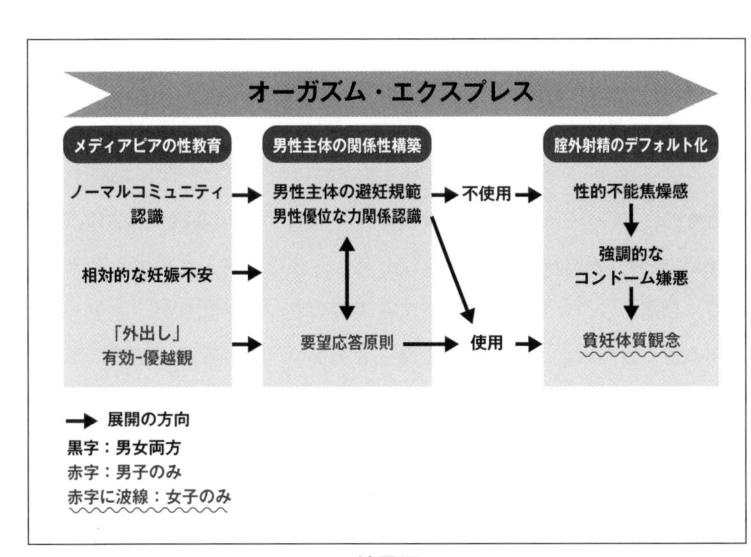

結果図

ストーリーライン

性的に活発な高校生がコンドーム不使用へと傾倒していく行為と認識のプロセスは，彼らが《オーガズム・エクスプレス》を確立していく過程だといえる．《オーガズム・エクスプレス》とは，男子がコンドーム装着によって性交渉の流れを中断されることなく，強迫的に必ず射精へ直行しようとする性交渉を指す．

この確立プロセスの始点は，小学校高学年から高校生の現在まで展開し続ける“ピアのメディアによるピアのための性教育(略して，メディアピアの性教育)”にある．“メディアピアの性教育”は，主に同性同年代集団で展開するインフォーマルな性教育で，性メディアを手引きとし，その同性ピアとの共同消費や情報交換などにより，さまざまな規範的認識を醸成していく．それらは，自分は不特定多数と性交渉をもたないので性感染症の感染はありえない，という“ノーマルコミュニティ認識”や，逆に，妊娠は自分の周りでも聞く話なので不安である，という“相対的な妊娠不安”であり，男女それぞれに見られる．さらに男子の間では，男性本意な「膣外射精はアダルトビデオなどでも実践されているので好ましい避妊法であろう」という“外出し有効－優越観”が醸成される．対象男女高校生は，これらの認識を背景に性交渉に臨んでいく．

実際の性交渉は，主に“男性主体の関係性構築”で彩られた交際関係で実践される．“男性主体の関係性構築”は，“男性主体の避妊規範”と“男性優位な力関係認識”を基盤にもつため，基本的にパートナー間で相談することもなく，コンドーム使用/不使用の決定権は男子が掌握する．ここで，“外出し有効－優越観”に基づいてはじめから膣外射精を実践する男子もいれば，自発的にコンドームを使用する者の両方が見られるが，少なくとも初期の性交渉では，コンドームを使う者が多い．もちろん，相手に促されてはじめからコンドームを使うケースもあり，男子は基本的に相手から要請されれば使用するべきであるという認識“要望応答原則”をもっているが，多くの女子は避妊実践について何も口にしない．

交際関係が進んで性交渉に慣れてくると，性交渉そのものに感じていた刺激が薄れてくる．すると男子は，コンドーム装着による性交渉の流れの中断で，性的興奮が冷めてしまったり結果的にペニスが萎えてしまったりして，性器結合および射精にいたれなくなりそうな(または実際にいたれなかった)経験をし，“性的不能焦燥感”を覚えはじめる．この事態を避けるために，はじめはコンドームを使っていた彼らも，その使用による快感減退などをことさらに言い立てることで“強調的なコンドーム嫌悪”を表明し，膣外射精を試みはじめる．女子も，まるで相手に呼応するかのように，コンドームのゴム臭の嫌悪や使用による痛みの経験などの“強調的なコンドーム嫌悪”を表明しはじめる．しかし，女子は“相対的な妊娠不安”が完全に払拭されたわけではなく，不安を抱えながら相手のコンドーム不使用をくり返し受け入れ，生理が遅れたときは対症療法的なコンドーム使用でそれをやり過ごす．そうすることで，しだいに自分は妊娠しにくい体質なのだという自己納得的な“貧妊体質観念”を形成する．これにより“膣外射精のデフォルト化(初期設定となること)”が進行し，結果的に男性中心の《オーガズム・エクスプレス》が確立するにいたる．

GTA を活用した保健医療領域の研究は無数にありますが，GTA を生み出すもとになったグレーザーとストラウスによる『死のアウェアネス理論と看護』[22]は必読書といえます．日本のこの領域の GTA 研究も数多くありますが，具体例としては，小児がんで子を亡くした母親たちが，闘病体験や死別悲嘆の過程でどのように直面した困難に対処するのかを描き出した戈木クレイグヒル滋子の『闘いの軌跡』[23]や，M-GTA による地域看護，老年看護，学校保健などの領域における研究を収載している『分野別実践編グラウンデッド・セオリー・アプローチ』[18]があります．このほかにも無数にありますので，あなたの関心と重なる GTA 論文を探してみてください．

b　KJ 法の概要

KJ(考案者である川喜田二郎のイニシャル)法は，明らかにしたい社会現象や文化現象について，なるべく包括的かつ統合的な見取図(モデル)を，データに密着した形でつくりたい場合に向いています.

データに根ざした形でコード化分析を展開し，最終的に比較的コンパクトでできるだけ包括的なモデルをつくるという点は，KJ 法と GTA はよく似ています．異なるのは，KJ 法で結果としてまとめようとするモデル(見取図)は，GTA の生み出すモデル(理論)のように，主に人と人との相互作用という人間行動に注目し，変化する現象のプロセスを描き出さねばならない，といった限定がありません.

このことは，KJ 法では相互作用やプロセスに注目してはいけないとか，そうしたものをまったく描き出せないとかという意味ではありません[24)]．KJ 法でもそれは可能ですが，GTA のほうがもっとそうしたことに適している，あるいはそうしたことを得意としているのです．言い換えれば，帰納重視タイプの質的分析アプローチとしては，KJ 法のほうが GTA よりも対象現象への注目のしかたや描き出し方について限定がなく自由であるといえます.

KJ 法の理解を深めるには，この方法による『発想法』[25)]，『続・発想法』[26)]，『KJ 法』[27)]，さらに『質的統合法入門』[28)]を読むとよいでしょう．また，看護研究ではすでに数多くの研究がこのアプローチを活用していて，論文も多く書かれていますので，あなたも探してみてください.

c エスノグラフィー法の概要

1) エスノグラフィー法

エスノグラフィー法(民族誌学的アプローチ)は，関心のある現象にまつわる“文化”を見出そうとする方法で，その“文化”を見出すためにフィールドワークを実施し，結果を記述的にまとめたいときに活用します．“文化”に注目するつもりがなく，フィールドワークをするつもりもなく(または実施できそうもなく)，結果をデータの詳細を活かしながら臨場感のある記述でまとめ上げるつもりもないのなら，エスノグラフィー法を使う必要はありません.

ここでいう“文化”とは，日本文化や関西文化といった地域文化というよりは，乳がん患者の文化，病棟看護師の文化，若者文化，女子文化といった，ある集団ごとに緩やかに共有されている特性の集合体のようなものを意味します．それはしばしば規範(～すべき)のかたちで控えめに姿を現します．たとえば，看護師であれば，特定の話し方をすべきである，特定の立ち居振る舞いをすべきである，患者さんに対して特定の接し方をすべきである，といったものがあるでしょう．それらは，たとえば医師あるいは病院事務や病院ボランティアの人たちと比べたとき，彼らには必ずしも共有されていない規範であることに気付きます．ここでいう“文化”とは，こうしたたぐいのものを指しています．

2）エスノグラフィー法の種類

エスノグラフィー法には大きく分けて2種類あり，1つはフィールドの文化を全体として描き出すことを試みるマクロ・エスノグラフィー法で，もう1つは上にあげたような特定のテーマに絞り込んだトピック中心のマイクロ・エスノグラフィー法です[29]．看護研究で多用されるのはマイクロ・エスノグラフィー法で，マクロ・エスノグラフィーは文化人類学者などが長期のフィールドワークをふまえてしばしば実施します．

マイクロであれマクロであれ，エスノグラフィー法を実施するからにはフィールドワークをしなければなりません．具体的には，すでに116ページで説明した参与観察によるフィールドワークをする必要があります．参与観察によるフィールドワークとは，調べたいできごとが起こっている場（フィールド）に身を置き，その場の人々と日常をともにして彼らの視点に肉薄しながら，同時に観察者としての客観的な視点を保って記録をとるという作業（ワーク）を行う方法のことでしたね．こうした参与観察をもとにしたフィールドワークをせず，たとえば対象者に研究室に来てもらってインタビューをするだけであれば，それはエスノグラフィー法による研究とは呼べません．

▼たとえば

旧市街地にある特定の場所に，どうして高齢者が楽しそうに集まってくるのだろうか？　その現象の構造を知るとともに，その現象を構成する要因を検討するためにエスノグラフィー法を活用しました[30]．

[エスノグラフィー法活用の研究例[28]より一部を抜粋]

タイトル
「旧市街地における高齢者の集う場の構成要因」

●方法

1）対象フィールドの地域

A病院の裏手に広がる戦災を免れた旧市街地．神社・寺院が点在する住宅地が広がる．対象となるB店は3メートル幅の一方通行道路に面して，食堂・魚・肉店・雑貨・花屋等の店が立ち並ぶ商店街に位置している．

2）店の概要

先代からの卵の小売店．町内の人，食堂の店主らの顧客がいる．主人は，先代から町内会の役員を引き継ぐ．他に道案内，相談役をこなす．来店者は近所の食堂や近隣住民が多く，小学生から高齢者まで幅広い．また，店内奥の休憩場所を活用するのは常連の高齢者である．

3）データ収集

B店内に座り来客の様子や話題と行動，できごとなどを参加観察する．1997年6～8月の期間の人々がもっとも集まりやすい平日の午後(1～2時間)とした．記録は店を退出後に，急ぎ別の場所で書き起こした．

参与観察によるフィールドワーク
（☞ 116ページ）

4）分析

来客の様子や話題と行動，できごとなどについて記述した内容を，共通の項目を分類してコード化し，また特徴的なカテゴリーや来店者・おなじみの利用客および商店主の行動と交流パターンについて検討した．

表Ⅰでは，場の環境とB店における人々の交流の現象について表に整理しています．

表Ⅰ　店の要因(場の環境要因と特徴)

(1)店の環境	①外部に開かれている	・全面窓ガラスの入り口 ・道路に面している ・外の様子がよく見える
	②変わらない	・先代から引き継いだ店のたたずまい ・変わらない店の内部 ・店奥の休憩場所がある
(2)出会い	①知人に会える	・町内のおなじみに会える ・知人の家族に会える(孫)
	②さまざまな人に会える	・同年代以外の人に会える ・知らない人に出会える
	③主人に会える	・主人に会える
(3)主人	①店主	・店主としての役割，卵の小売り
	②聞き手	・誰の話にも耳を傾ける聞き役 ・上手な聞き手
	③接待	・お茶と茶菓子の用意 ・季節の花を飾る ・店内の環境整備

表Ⅱでは，来店する高齢者の交流パターンについて示しています．

表Ⅱ　来店者の行動の様子と役割（交流パターン）

(1)集う	①対話する	・なじみと会話を楽しむ ・知らない人と話す
	②一方的に話す	・思い出を懐かしむ ・愚痴を話す
	③体験の共有	・花いちじく取り ・ほうずき笛つくり
(2)交換する	①物々交換	・リサイクル ・おすそ分け
	②情報交換	・生活情報の伝達 ・生活の知恵の伝達
(3)休む	①休憩する	・腰を下ろす ・お茶を飲む
(4)役割を担う	①話題提供者	・話し出す ・茶菓子提供
	②聞き役および相談相手	・話を聞き，相づちを打つ ・受容する
	③参加者	・話題の仲間入り

表Ⅰの店の要因と，**表Ⅱ**の来店者の行動の様子と役割をもとに，Ｂ店という交流の場の構成要因について図式化し，考察した．高齢者が自然発生的に集まるＢ店を構成する要因は，“Ｂ店の環境”と“店主の役割”そしてＢ店を利用する高齢者自身の役割を示した“来店者の役割”の３つであった．その３つの要因が交差する“交流の場”に高齢者は楽しそうに集まっていた（**図Ⅰ**）．

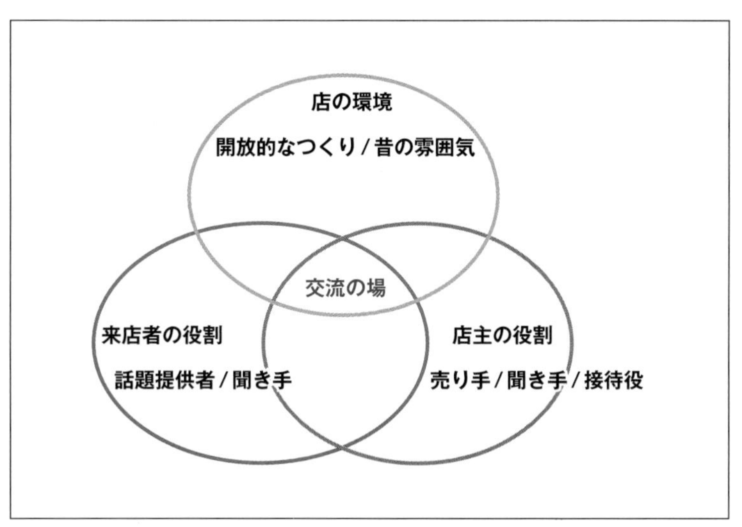

図Ⅰ　B店交流の場の構成要因とその構成

●考察 1．高齢者の集まる場の必要条件

B店は，高齢の常連客にとって，通いやすい距離にあり住み慣れた環境に位置している．また，小売店であり，通りの様子を見わたせる開放的な環境は，さまざまな人々の様子を見たり，来店者や常連客と出会う場所である．

●考察 2．店主と高齢の常連客の行動と役割

高齢の常連客は，B店で休憩し集って語らい，情報や物品をやりとりし交換している．また，季節の行事体験(夏の花いちじく取り，ほうずき笛つくり)を共有していた． 彼らは，これらの行動をとおして，話題提供者になったり，聞き手や相談の役割を果たしている．

●考察 3．研究者のかかわる意味，支援の可能性

地域住民への予防的看護支援の場として，看護学生の教育の場として，住民のニーズを知るための看護研究の場としての今後かかわる可能性をもっていると考える．

エスノグラフィーは，調査研究方法の名前であると同時に，この方法を使ってまとめた結果報告の名前でもあります．このアプローチでは，結果はGTAやKJ法のようにモデルとして端的に示されるのではなく，読みごたえのある詳細な記述として表されます．結果報告として質の高いエスノグラフィーは，「文学と科学という2つのジャンルにまたがる性格をもつ文章」[31]で書かれているといわれます．つまり，エッセイやルポルタージュがもつ臨場感と，科学的報告がもつ客観性を併せもっているような報告ということです．

エスノグラフィー法では，現場で体験したり観察したりしたさまざまなことをフィールドノートに記録しますが，結果としてまとめるエスノグラフィーには，フィールドノートに詳細に記録されたそうした情報がふんだんに盛り込まれることになります[32]．エスノグラフィーで目指されるのは厚い記述とよばれるもので，人の言動の意味をその言動自体の記述だけでなく，その言動が起きている文脈を含めた詳細な記述によって明らかにします[33]．

長期間にわたるアメリカの数々の病院でのフィールドワークをもとに，現場の看護師がどのような倫理的問題に直面し，それらにどのように対処していくのかを描き出したD・チャンブリスの『ケアの向こう側』[34]は，看護師の皆さんにとっては一読の価値のあるエスノグラフィーです．また，1960年代のアメリカの病院で死にゆく人びとが，臨床的死を迎える前に医療者や近親者などによって社会的死を迎えざるをえなくなる多様な様相を描いた，D・サドナウによる『病院でつくられる死』[35]も優れたエスノグラフィーといえます．それと保健医療領域ではありませんが，日本人による代表的なエスノグラフィーとしては，京都の暴走族の文化を緻密な参与観察と厚い記述で浮かび上がらせた，佐藤郁哉の『暴走族のエスノグラフィー』[36]があります．

d ライフストーリー法の概要

1）ライフストーリー法

ライフストーリー法は，対象者個々人の人生経験（ライフストーリー）の物語をそれぞれの対象者と研究者との対話をとおしてともに生み出し，それをもとに，対象者が自らの人生経験をどのように意味付けているのか，さまざまな意味付けをどのように関連付けて物語っているのか，また，そうした意味付けや物語をかたどる文化や制度とはどのようなものなのか，といったことを考察しつつ，対象者のライフストーリーを記述的に(再)構成したい場合に使います.

2) ライフヒストリー法

ライフストーリー法とよく似たものとしてライフヒストリー法がありますが，両者の違いは研究者によっても意見が微妙に異なります．ライフヒストリーを端的に「語られるライフストーリーだけではなく個人的記録などによって構成される個人の伝記」[37]と定義する者もいれば，それは個人によって語られたものにとどまらず，「個人の“語り”を規定している文化(制度)としての“語り”をも含む概念」[38]と説明する者もいます．こうした差異が見られるということは，この方法を採用しようとする者が自分の言葉で自分なりの方法論的な理解を確立する必要があることを物語っています.

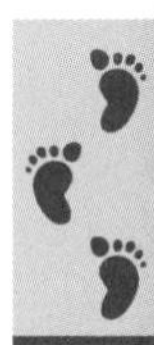

3) 分析結果と記述

ライフストーリー法であれライフヒストリー法であれ，詳細に描き出された個人の人生経験に関する記述的な結果は，読む側に抽象的で論理的な理解をもたらすよりも，個別具体的で実感的な理解をもたらします．優れたライフストーリーを生み出すには，対象者とじっくりと向き合い，対話をとおしてともにライフストーリーを紡ぐと同時に，語られたことをストーリーとして構成すべく適切に編集していく必要があります.

その具体的方法について，くわしくは『ライフストーリー・インタビュー』[37]，『ライフストーリー分析』[38]，『ライフヒストリーの社会学』[39]などの書籍を参照してください.

また，保健医療分野のものを含む多くのライフストーリーを紹介している書籍に『ライフストーリー・ガイドブック』[40]がありますので，あなたの関心に合ったライフストーリー研究の具体例を探してみてください.

e 現象学的アプローチの概要

現象学的アプローチを簡潔に説明するのはむずかしいのですが，基本的には，かんたんに語りえなかったり説明できなかったりするような対象者の経験を，対象者との対話などをとおして，その経験を特定の場でしている(その現象が起きている)

ときの対象者自身の視点に共同で迫りながら，記述的に明らかにしたいときに有用なアプローチといえます．

看護領域で現象学的アプローチを活用した具体的な研究例として，看護師であり社会学者である西村ユミの『語りかける身体』[41]があげられます．この研究では，いわゆる植物状態の患者をケアする看護師が，他者との交流が不可能と見なされている患者と意思疎通を図り，確かな交流をしていると実感している現象に注目し，研究者自らケアの現場に入り込んで看護師と行動をともにし，語り合い，彼女らが確かにあると実感している植物状態患者との交流を成り立たせているものが何であるのかを，記述的に明らかにしています．

この例からもわかるように，現象学的アプローチは容易には言語化しにくい現象を浮かび上がらせることに適しているようで，ほかにも自閉症児[42]や障害児[43]の世界に迫る研究などもされています．

f 事例分析法の概要

事例分析法は，ある事例の特性を明らかにすることが，一般性の理解や現場における実践に役立つので解明したい，という目標があるときに活用します．

事例分析法では，データの収集や分析について特定の手続きが定められているわけではありません．分析アプローチとしては帰納重視タイプが多い傾向があるかもしれませんが，演繹重視タイプの事例分析も可能ですし，結果もコード化により生み出した概念提示のかたちでも詳細記述のかたちでも提示できます．よって，事例分析法は122頁の**図3**の分類で2つの軸の交差点に位置付けられていたのです．

この分析アプローチでとにかく重要なのは，「何が研究されるべきか」という対象選択の問題です[44]．事例分析法では，特殊あるいは例外であると感じられる対象を選択することが多いと思いますが，そうした選択にはどういう意義があるのでしょうか．特殊であると感じられる事例が実際に特殊な性質をもっていることを明らかにするには，“特殊”の対極にある“一般”との対比のもとに分析をする必要があります．裏返せば，特殊な事例を分析することで同時にはっきりしてくるのは，“一般性”であるといえるのです．

事例分析法を活用した看護研究は数多くあり，論文検索データベースなどで容易に見つけられるはずです．あなたも，検索してみてください．

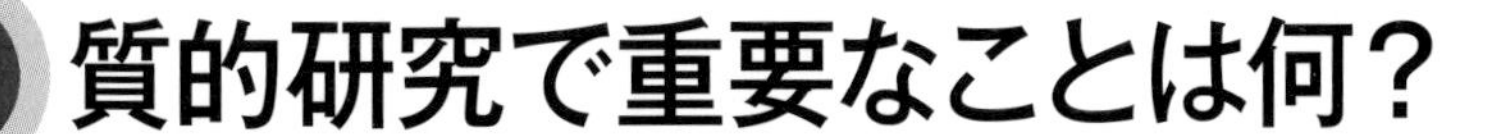

6 質的研究で重要なことは何？

質的分析のアプローチについて，最後にとても重要なポイントを確認しておきましょう．それは，投稿論文などにおいて活用したアプローチの説明をする際に，「GTA を採用した」とか「KJ 法で分析した」などと“看板”を掲げ，あとは各アプローチの定本から説明を引用して簡単にまとめるだけで済ませる，といったことではいけません[45]．“看板”は重要ではありません．

表3は，**図1**と同じく大変有名な英文総合医学誌5誌に掲載された質的研究をレビューした結果の一部ですが，質的分析法の分類を試みたところ，いちばん多かったのが「○○法を採用した」とは書かずに，研究者が分析に際して実際に踏んだ

表3　有名な英文総合医学雑誌に掲載されていた質的研究で使われていたデータ分析法

分析法	数(%)
具体的分析手続きの提示	33(41)
継続比較法/テーマ分析	22(28)
グラウンデッド・セオリー・アプローチ	17(21)
質的内容分析	4(5)
現象学的アプローチ	2(3)
エスノグラフィー	1(1)
その他	2(3)
記述なし	5(6)

※ *N*=72だが，複数の分析法を併用した研究もあるので合計が異なり，100%以上となる．

Yamazaki H, Slingsby BT, Takahashi M et al:Characteristics of qualitative studies in influential journals of general medicine:a critical review. BioScience Trends **3**(6):202-209, 2009より引用

かなり具体的な手続きを，自分の言葉で詳細に書き記したものでした．つまり重要なのは“看板”を掲げることではなく，論文の結果がどのように導かれたのかを査読者を含む読者がくわしく追えるように，できるだけくわしく(複数で分析している場合は，誰がどのような手続きをどこまで実践したのかも含めて)示すことなのです．

もちろん投稿論文では字数制限があるので，なるべく詳細に具体的な分析手続きを説明したくても限度があるかもしれません．ですが，それでもできるかぎりくわしく記述してください．また，学位論文のように存分に書ける場合は，方法に関する章を設けて，十分に分析手続きをくわしく説明し，さらに考察の章では採用したアプローチに関して自分なりに加えた修正や編み出した新たな工夫などについても，適宜論じる必要があります．こうすることで，自分の研究結果の質を高められますし，今後同じアプローチで研究しようと考える看護研究者に対して，方法論の面で役立つものを提供できる(つまり，学術的に貢献できる)のです．

引用文献

1) チャールズ・テッドリー，アッバス・タシャコリ(土屋 敦，八田太一，藤田みさお監訳)：混合研究法の基礎―社会・行動科学の量的・質的アプローチの統合，西村書店，2017
2) 山崎浩司：質的研究の技術1―基本編．日本認知症ケア学会誌 **10**(1)：106-113，2011
3) David M：Focus groups as qualitative research, 2nd ed, Sage, 1997
4) Yamazaki H, Slingsby BT, Takahashi M et al：Characteristics of qualitative studies in influential journals of general medicine：a critical review. Biosci Trends **3**(6)：202-209, 2009
5) 帰納．デジタル大辞泉，https：//kotobank.jp/word/帰納，2019年9月9日検索
6) バーニー・グレーザー，アンセルム・ストラウス(後藤 隆ほか訳)：データ対話型理論の発見―調査からいかに理論をうみだすか，新曜社，1996
7) Barney G：Theoretical sensitivity：advances in the methodology of grounded theory. The Sociology Press, 1978
8) Barney G：Basics of grounded theory analysis：emergence vs. forcing, The Sociology Press, 1992
9) Anselm S：Qualitative analysis for social scientists, Cambridge University Press, 1987
10) アンセルム・ストラウス，ジュリエット・コービン(操 華子，森岡 崇訳)：質的研究の基礎―グラウンデッド・セオリー開発の技法と手順，第2版，医学書院，2004
11) キャシー・チャーマズ(抱井尚子，末田清子監訳)：グラウンデッド・セオリーの構築―社会構成主義からの挑戦，ナカニシヤ出版，2008
12) 戈木クレイグヒル滋子：質的研究法ゼミナール―グラウンデッドセオリーアプローチを学ぶ，医学書院，2005
13) 戈木クレイグヒル滋子：グラウンデッド・セオリー・アプローチ―理論を生みだすまで，新曜社，2006
14) 戈木クレイグヒル滋子：実践グラウンデッド・セオリー・アプローチ―現象をとらえる，新曜社，2008
15) 戈木クレイグヒル滋子編：グラウンデッド・セオリー・アプローチ―実践ワークブック，日本看護協会出版会，2010
16) 木下康仁：グラウンデッド・セオリー・アプローチ―質的実証研究の再生，弘文堂，1999
17) 木下康仁：グラウンデッド・セオリー・アプローチの実践―質的研究への誘い，弘文堂，2003

18）木下康仁編著：分野別実践編グラウンデッド・セオリー・アプローチ，p.203，弘文堂，2005
19）木下康仁：ライブ講義 M-GTA―実践的質的研究法 修正版グラウンデッド・セオリー・アプローチのすべて，弘文堂，2007
20）木下康仁：グラウンデッド・セオリー論，弘文堂，2014
21）山崎浩司：解釈主義的社会生態学モデルによる若者のセクシャルヘルス・プロモーション ―― 性的に活発な高校生のコンドーム使用促進のための要因探索・援助検討型研究．京都大学大学院人間・環境学研究科博士論文，p.41-67，2006
22）バーニー・グレーザー，アンセルム・ストラウス（木下康仁訳）：死のアウェアネス理論と看護―死の認識と終末期ケア，医学書院，1988
23）戈木クレイグヒル滋子：闘いの軌跡―小児がんによる子どもの喪失と母親の成長，川島書店，1999
24）福島和俊：KJ 法によるプロセス性の記述―GT 法との理論的比較による考察．岡山大学大学院社会文化科学研究科紀要 **24**（1）：65-79，2007
25）川喜田二郎：発想法―創造性開発のために，中央公論社，1967
26）川喜田二郎：続・発想法―KJ 法の展開と応用，中央公論社，1970
27）川喜田二郎：KJ 法―混沌をして語らしめる，中央公論社，1986
28）山浦晴男：質的統合法入門―考え方と手順，医学書院，2012
29）箕浦康子：フィールドワークの技法と実際―マイクロ・エスノグラフィー入門，ミネルヴァ書房，1999
30）星野明子，根本良子：旧市街地における高齢者の集う場の構成要因．木村看護教育振興財団看護研究集録 **6**：59-65，1999
31）佐藤郁哉：フィールドワーク―書を持って街へ出よう，p.45，新曜社，1992
32）ロバート・エマーソン，レイチェル・フレッツ，リンダ・ショウ（佐藤郁哉，好井裕明，山田富秋訳）：方法としてのフィールドノート―現地取材から物語作成まで，新曜社，1998
33）クリフォード・ギアーツ（吉田禎吾，中牧弘允，柳川啓一ほか訳）：文化の解釈学（1），p.3-56，岩波書店，1987
34）ダニエル・チャンブリス（浅野祐子訳）：ケアの向こう側―看護職が直面する道徳的・倫理的矛盾，日本看護協会出版会，2002
35）デヴィッド・サドナウ（岩田啓靖，山田富秋，志村哲郎訳）：病院でつくられる死―「死」と「死につつあること」の社会学，せりか書房，1992
36）佐藤郁哉：暴走族のエスノグラフィー―モードの叛乱と文化の呪縛，新曜社，1984
37）桜井 厚，小林多寿子編著：ライフストーリー・インタビュー―質的研究入門，p.8，せりか書房，2005
38）大久保孝治：ライフストーリー分析―質的調査入門，p.2，学文社，2009
39）中野 卓，桜井厚編著：ライフヒストリーの社会学，弘文堂，1995
40）小林多寿子編著：ライフストーリー・ガイドブック―ひとがひとに会うために，嵯峨野書院，2010
41）西村ユミ：語りかける身体―看護ケアの現象学，ゆみる出版，2001
42）村上靖彦：自閉症の現象学，勁草書房，2008
43）遠藤 司：『身体』から『空間』へ―ある一人の重症児との関わりを通して学んだこと，駒澤大学教育学研究論集 **21**：47-93，2005
44）ノーマン・デンジン，イヴォンヌ・リンカン編（平山満義監訳）：質的研究ハンドブック 2 巻―質的研究の設計と戦略，p.101-120，北大路書房，2006
45）山崎浩司：質的研究の技術 2―分析編．日本認知症ケア学会誌 **10**（4）：490-496，2012

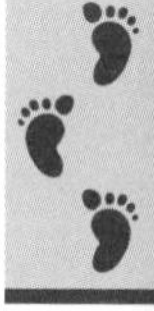

研究を行う上での倫理上の問題を考えよう

倫理(ethics)は，人間としてよい(正しい)，あるいはよくない(正しくない)あり方や行為を考え，自分がその行為をとる理由を論理的に説明するための体系的な知識といわれています．研究において正しいこととは何か，どのように行うことがよいのか，あるいはよくないのかを見極める上でも倫理的視点は欠かせません．研究を行う上での必要な倫理的な知識と視点を身に付けましょう．

1 看護研究を行う上での倫理とは？

看護は，人々の健康に寄与することを目的として援助を行うことです．そのため，看護の領域において新しい知識の探究を目指す看護研究では，必然的に人々を対象にしなければならないことが多くなります．看護の実践と同じように，人々を対象にするのですから対象の生命や健康を守ることはもちろん，プライバシーや尊厳を守ることが重要となります．

a 看護における倫理

倫理という言葉を耳にすると，私たち看護師がすぐに頭に思い浮かぶのは，国際看護協会(International Council of Nurses：ICN)の“**看護師の倫理綱領**[1)]”や日本看護協会“**看護者の倫理綱領**[2)]”ではないでしょうか？　どちらもさまざまな場面において看護師としての倫理的行動を判断する際の拠り所であり，看護を実践していく上での重要な指針です．

また，これらの倫理綱領の前文では，人々の人権や尊厳を保つこと，健康で幸福であることへの人々の願いに応えていくことが看護の使命として謳われています．

つまり，私たち看護師は，対象となる人々の人権や尊厳を守ることを常に念頭におきながら看護を実践し，さらに人々がそれらの権利を脅かされることなく保健・医療を受けられるよう擁護する役割を担っているわけです．こうしたことから考えると，臨床現場で直面するさまざまな問題に関して科学的な方法を用いて探求する看護研究においても，対象となる人々の人権や尊厳を侵さないことが最優先され，対象への倫理配慮が保障される必要性があることは納得できますよね．

b 看護研究における倫理

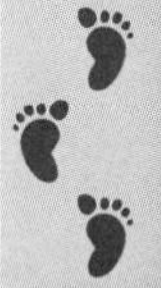

看護研究の倫理指針としては，1996年にICNが“看護研究のための倫理ガイドライン”を発表し，その後2003年に改訂版“**看護研究のための倫理指針**[3)]”を出しています．この“看護研究のための倫理指針”は，日本看護協会のホームページからもダウンロードできますので，ぜひ，一度アクセスしてみてください．

では，ICNの“看護研究のための倫理指針”には，どのようなことが謳われているのでしょうか？　この中では，看護研究を実施していく上で6つの倫理原則**①善行，②無害，③忠誠，④正義，⑤真実，⑥守秘**があげられています．これらの内容は日本看護協会のホームページに掲載されているこの指針の中で，くわしく述べられていますから，ぜひ確認してみてください．また，この倫理指針では，これら6つの倫理原則をふまえ，研究対象者には，**①危害を加えられない権利，②全面的な情報開示を受ける権利，③自己決定の権利，④プライバシーおよび匿名性，秘密が保護される権利**の4つがあると明記されています．それぞれの権利の内容は，全文を抜粋したものを**表1**にまとめました．研究に取り組む上では，対象者に保障されているこれらの権利をしっかりと頭の中に入れておきましょう．

ICNの倫理指針は，看護研究を進めていく上で重要な手がかりですが，日本において看護研究を取り組む上で，忘れてはならない倫理指針に2015年4月から施行された「**人を対象とする医学系研究に関する倫理指針**」(文部科学省・厚生労働省)があります．

この指針が公布されるまでは「疫学研究に関する倫理指針」(文部科学省・厚生労働省)と「臨床研究に関する倫理指針」(厚生労働省)の2つの指針があり，自分の研究がどちらの指針の適用範囲に入るのかを判断しなければなりませんでした．

しかし，現在では“人を対象とする”看護研究はすべて，この指針の適用となり

表1 研究対象者の権利（ICN“看護研究のための倫理指針”より）

危害を加えられない権利	研究対象者候補には，研究参加による被害を受けない権利がある．生物医学的な介入研究，とくに薬物研究においては，有害な副作用が生じる場合がある．リスクが非常に高い場合は，そのような研究は許可されるべきではない．
全面的な情報開示を受ける権利	研究対象者候補には，研究参加に伴って発生しうるリスクと利益をすべて知らされる権利がある．研究参加の意思決定に何らかの影響を及ぼす情報を研究対象者候補に知らせないことは，倫理に反する行為である．無作為化臨床試験の場合は，治療法Xまたは治療法Yのいずれかが割り当てられるが，その際に参加者の希望は勘案されないという事実を伝えなければならない．また，とくに研究者自身が潜在的なリスクや利益を認識していない場合は，全面的な情報開示が行われないこともある．
自己決定の権利	発生しうるリスクと利益に関する全面的な情報開示を受けたら，研究対象者候補には研究に参加するかどうかを自己決定する権利がある．自己決定の権利があるということは，研究への参加を強制されないということである．低所得者に高額な報奨金を提示することや，学童，囚人，入院患者などの弱い立場にある集団を対象とすることが，参加の強制につながる場合がある．研究者は，研究参加を自由意思で拒絶するという研究参加者の権利を尊重しなければならない．また，研究に不参加の決定をした場合も，彼らが受ける通常のケアに影響するようなことがあってはならない．
プライバシーおよび匿名性，秘密が保護される権利	研究への参加同意後も，研究者の質問に個人的な内容が含まれていることに気付いた場合，研究対象者はプライバシーを保護される権利を有しているので，そのような質問には一切答えなくてよい．研究対象者は，研究者に提供したすべての情報について完全な守秘を求める権利，および，個々のデータと個人名を切り離すことによる匿名性保護を求める権利を有する．

国際看護協会（ICN）：研究対象者の権利．看護研究のための倫理指針，2003より引用
https：//www.nurse.or.jp/nursing/international/icn/document/pdf/guiding.pdf（2019年10月23日検索）

ます．各省のホームページにアクセスすると閲覧できますし，ダウンロードもできます．詳細な説明が掲載されているガイドラインもアクセスできます．

② 倫理審査を受けなければならない看護研究とは?

「人を対象とする医学系研究に関する倫理指針」の中で，“人を対象とする医学系研究”とは，

「人（試料・情報を含む.）を対象として，傷病の成因（健康に関するさまざまな事象の頻度および分布並びにそれらに影響を与える要因を含む.）および病態の理解並びに傷病の予防方法並びに医療における診断方法および治療方法の改善又は有効性の検証を通じて，国民の健康の保持増進又は患者の傷病からの回復若しくは生活の質の向上に資する知識を得ることを目的として実施される活動をいう.」

と定義されています．なんともわかりにくい表現ですね．では，今，あなたが取り組もうとしている研究が，この指針の範疇に含まれるかどうかを検討しましょう.

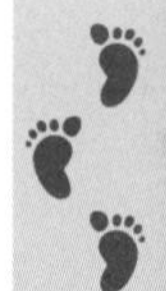

研究目的が次のいずれかに該当するかどうかを確認してみてください.

①国民（随分と大げさな表現かもしれませんが…）の健康の保持増進を目的としている

②患者の傷病からの回復に資する知識を得ることを目的としている

③生活の質の向上に資する知識を得ることを目的としている

▼たとえば

コントロール不良な心不全患者への支援の在り方を探索することが目的でしたら②あるいは③に該当しますし，高齢者の睡眠に影響を及ぼす因子の探求でしたら①に該当し，指針に沿って倫理審査を受ける必要があります．逆に次のような目的の場合は，“人を対象とする医学系研究”には含まれません.

- 病棟におけるパンフレットを使った退院指導を見直すために，指導を受けた患者さんにアンケートをして病棟内でのカンファレンスで検討する場合
- 今後の退院指導の参考にするために，この2年間の看護記録を見直したり，退院患者を外来でフォローアップしたりして病棟内で検討する場合
- 病棟内あるいは院内における症例検討会や勉強会で行う症例報告
- 医療機関として，自らの施設における医療評価を目的として一定期間内の看護実績を集計して，所属する医療従事者に供覧したり，事業報告書に掲載したりする場合

すなわち，所属施設の看護の質向上を目的として実施されるような調査等は，分析結果もまた**施設内のみで活用されるわけですから「研究」には該当しません**．ただし，当面は所属している病棟の看護改善に反映させていこうと考えているものの，いずれ看護系学会において発表し，他施設の看護にも参考にしてもらえたら…という思いがあるのでしたら，その病気を抱えた患者の回復や生活の質向上に広く資することに繋がりますので，指針の範疇となり，倫理審査を受ける必要があります．「研究」に該当するかどうかの判別がつかない場合は，所属の倫理審査委員会の意見を確認してください．

この指針の中で，とくに留意を要することに「侵襲」という考え方があります．どんなに配慮したとしても，研究対象者には，なんらかの「侵襲」を与えることになります．指針では，**「侵襲」のうち研究対象者の身体および精神に生じる障害および負担が小さいものを「軽微な侵襲」として定義付けています**．では「軽微な侵襲」とは，どの程度の内容になるのでしょうか？ 「侵襲」と「軽微な侵襲」では，所属機関の倫理審査委員会への申請方法も異なる場合があります．「介入」がなく，「軽微な侵襲」内にある研究では，研究対象者にどの程度の侵襲を及ぼすかを的確に判断することは重要となります．

指針のガイドラインでは，これまでの臨床研究に関する倫理指針と疫学研究に関する倫理指針の各細則において，**「最小限の危険」として規定されていたものに概ね対応するとされています**．「最小限の危険」とは日常生活や日常的な医学検査で被る身体的，心理的，社会的危害の可能性の限度を超えない危険であり，社会的に許容される種類のものとされています．通常の診療や検査の際に実施される採血や穿刺，切開等において，研究目的のための採取を上乗せする場合，通常の診療・検査で実

施される状況と比較して，研究対象者の身体および精神に追加的に生じる障害や負担が，相対的にわずかであれば「軽微な侵襲」と判断してよいとされています．

また，質問票による調査において，研究対象者に精神的苦痛等が生じる内容を含む場合であっても，このことをあらかじめ明示して，研究対象者が匿名で回答または回答拒否できることを担保する等，十分な倫理的配慮がなされている場合は，「軽微な侵襲」と判断してよいとされています．しかし，対象となる人にとって，思い起こしたくないつらい体験に関する質問（「心的外傷に触れる質問」）や研究目的のために意図的に緊張や不安を与えて精神の恒常性を乱すような場合は，「軽微な侵襲」ではなく，「侵襲」となります．

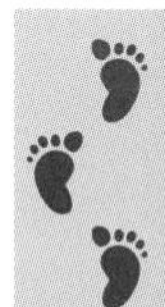

また，研究対象者に体操を実施してもらい前後の比較をするような運動負荷をかける場合，呼吸や心拍数の増加，発汗等が適切な休息や補水等により短時間で緩和される範囲内であれば，この体操は「侵襲」を伴わないと判断してもよいとされています．

あなたが取り組む研究が「侵襲」を伴うものか否か，また「侵襲」を伴う場合，「軽微な侵襲」とみなすことができるか否かについては，研究責任者であるあなたが判断して，その妥当性を含めて，倫理審査委員会に審査を委ねることになります．

3 倫理上の配慮のポイントとは？

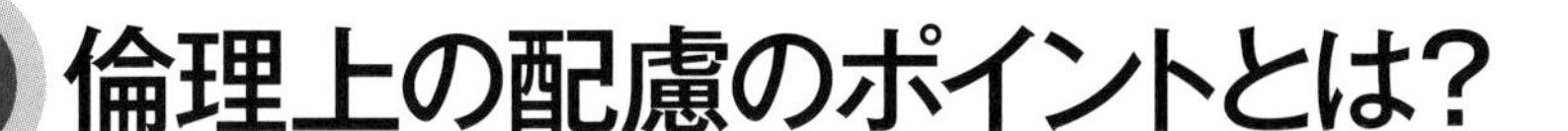

研究を進める上で，倫理的な問題をどこまで考えて，その問題への対応を配慮しているかは，研究者としての姿勢が問われるところです．どのような研究方法であっても，対象者になんらかの負担（不利益）をかけることは避けられません．このことをしっかりと念頭において，倫理的な配慮を考えていきましょう．

ⓐ もっとも大切な対象の自由意思の尊重とは？

研究への協力をお願いするにあたりもっとも重要なことは，お願いしている相手が，“何ものにも囚われずに自分自身の意思”で研究への協力を決定することです．とてもシンプルであたり前のことのようですが，これがいちばんむずかしいと思います．とくに臨床では，日々，看護援助を受けている人々（患者さん）が，病棟の看護師から研究協力を依頼された場合，断わりがたいのは，あたり前です．これが強制力です．確かに私たち看護師は，患者さんと対等の立場で看護を提供することを責務としています．でも，実際に患者さんやその家族の立場では，看護師をはじめとする医療職者に対して遠慮や気兼ねを常にもち合せていることも現実ですし，その点を十分に念頭において，研究依頼しなければなりません．

対象の自由意思の尊重に関するポイントをＱ＆Ａで確認してみましょう．

Q　臨床で看護研究を行うにあたり，研究協力をお願いしたい患者さんから協力への同意を得るための研究説明は誰が行えばよいのか？

A　数名の看護師で研究に取り組んでいるのであれば，**研究協力をお願いする患者さんと面識がない看護師が説明を行うことがもっとも望ましいです**（たとえば違う病棟の看護師など）．しかし，全員が同じ病棟の看護師で，その病棟の患者さんに協力依頼する場合は，少なくともプライマリーの看護師は行わないようにすべきです．

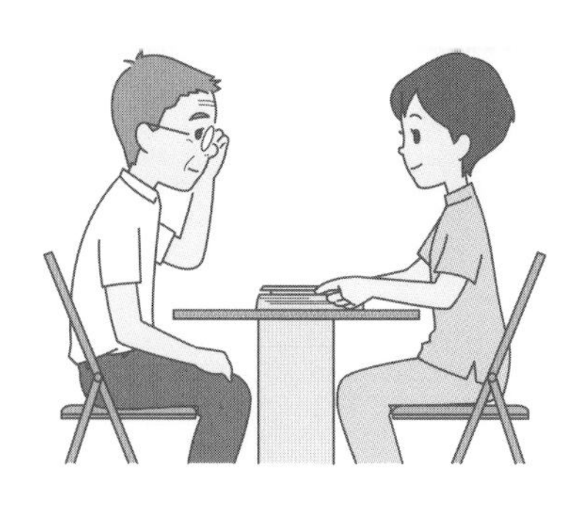

Q　患者さんの自由意思を尊重するためには，何を伝えればよいのか？

A　患者さんにとっては，「研究に協力しなければ入院中の療養生活になんらかの不利益が生じるのではないか？」という心配がはじめに頭をよぎります．そのため，研究協力の同意と入院中に受ける看護（あるいは医療）は，まったく関係しないことをしっかりと伝えることが重要です．つまり，**研究協力に同意しなくとも不利益は被らないことを保証する**ことです．さらに，研究協力することも，辞めることも自由であることを伝える必要があります．一度，「同意した」からといって，途中で撤回できないのでは自由意思の尊重ではありません．**いつでも不利益を被ることなく協力を辞められる**ことを伝えます．

Q　患者さん自身の自由意思を確認できない場合は，誰に意思を確認すればよいのか？

A　大変むずかしい問題です．倫理指針においても代諾（だいだく）者から同意を受けることに関しては慎重であることが求められています．**患者さん自身の意思が確認できない場合は，患者さんの意思および利益をもっとも代弁できる人物に代諾をお願いすること**になりますが，この人物の選定がむずかしいわけです．とくに留意しなくてはならないことは，家族や親族だからといって，必ずしも 1 番の代弁者とは限らないということです．患者さんの背景を十分にふまえ，代諾者を選定することが重要です．

Q　小児を対象とする場合は，保護者の意思を確認すればよいのか？

A　小児（未成年者）を対象とする場合であっても，**研究協力をお願いする小児の理解状況に応じてわかりやすい言葉等で十分に説明して，理解を得るよう努力することが，第一**です．もちろん，保護者に対しても十分な説明を行い，自由意思の下に研究協力に関して検討してもらいます．倫理指針では，16 歳以上の未成年者の場合は，本人からの同意の必要性が謳われています．たとえ保護者が同意しても，小児本人が理解した上で，同意しない場合は，その意思は尊重されるべきものと考えます．

b 真のインフォームド・コンセントを得るためには？

あえて“真の”と付けました．医療の場において，対象からインフォームド・コンセントを得ることは，かなり一般的になってきたと思います．ただ，確かに形式として，患者さんからインフォームド・コンセントを得ているものの，「患者さんは本当に同意しているのか？」と疑問を感じる場面が多々あるのも事実です．

あたり前のことですが，真のインフォームド・コンセントを得るためには，いくつかの条件を満たす必要があります．

Q インフォームド・コンセント（研究協力への同意）を得るためには，何を説明すればよいのか？

A 研究への協力を依頼するわけですから，**研究協力を依頼される理由（対象として選定される理由），研究の目的，方法，期待される成果，研究協力に伴い生じる利益と不利益（リスク），協力した場合の個人情報の取り扱い方，プライバシーの保護方法，研究資金**に関することは説明しなければなりません．

また説明するにあたっては，相手に理解してもらうことがもっとも重要なので，専門用語などを使わず，わかりやすい表現で説明することが大切です．

Q 研究協力を依頼される理由（対象として選定される理由）は，どのようなことを説明すればよいのか？

A 研究者の立場からすると対象の選定条件にあたるところですが，インフォームド・コンセントを得る上で大切なことは，**研究協力を依頼された相手が，“なぜ，多くの人々の中から自分に協力を依頼するのか”を納得できるかどうか**です．

たとえば，「コントロール不良な糖尿病患者さんにとって，何がコントロール不良を起こす契機なのか」を明らかにする質的研究に取り組むとします．

研究協力をお願いする対象は当然，コントロール不良な糖尿病患者さんです．この場合，対象として選定される理由を「あなたはコントロール不良な糖尿病患者さんだから」と説明すればよいのか？ ということになります．確かに間違いではありませんが，説明を受ける患者さんの立場からすると，「コントロール不良な自分に協力を求められる意図をくわしく説明されたい」と思います．そうした患者さん側の思いをふまえ，筆者ならば以下のような説明をします．

「日々の生活の中で，糖尿病のコントロールを続けようという気持ちがあっても，いろいろな状況で思うようにいかず，コントロール不良に陥ってしまうことがあるかと思います．コントロールを続けることが困難な状況の中で，何とか続けていける方策を患者さんたちと一緒に見つけていくためにも，コントロール不良となった経緯についてお話を伺い，その“きっかけ”となることを明らかにしたいと考えました．そこで，現在，コントロール不良な状態から改善を図ることを懸命に取り組んでいるあなた様に，不良な状態に陥った経緯を伺わせて頂きたく，ご協力をお願いしています」

Q　調査研究では，対象の不利益になることは，何があるのか？

A　**調査研究においても，回答に要する時間は，対象にとっては時間的拘束となります．**そのため，回答に要する時間を明記した上で，時間的拘束を伴うことは不利益として説明する必要があります．また**調査内容によっては，回答することで不快な感情やつらい思いが生じる場合もあり，こうしたことが予測されるならば不利益として説明する必要があります．**対象にとっては，研究に伴う不利益が問題なのではなく，不利益になりうることが説明されないことが問題なのです．人を対象にした研究では，対象にとっての不利益がまったくない場合は，ほとんどないと思われます．**大切なことは，研究協力を依頼された相手が，研究に伴う不利益に関して十分に理解した上で，自由意思に基づいて研究協力に同意することです．**そのためにも，研究者としては予測される不利益はすべて説明することが必要です．

Q　インフォームド・コンセントを得る上で，研究資金の説明はなぜ必要か？

A　看護研究の研究資金の出処は，研究の対象者には直接関係がないように思えますが，決してそうではありません．

たとえば，どこかの企業の研究助成金で研究に取り組んだとします．対象によっては，その企業に対する信頼度が低いため，その企業の助成金による研究には協力できないと判断する場合もあります．
また，潤沢に研究資金があれば別ですが，経済的な負担を対象にお願いすることもあるかもしれません．たとえば，面接のために来院してもらう交通費を対象に自己負担してもらう場合などです．こうした経済的負担は不利益にもあたりますが，あらかじめ明確に説明した上で，対象の意思決定に委ねるということです．

c 個人情報はどう保護するの？

1 個人情報の保護

個人情報は，個人に関する情報で，特定の個人を識別できるものです．代表的なものは，氏名，生年月日，住所，電話番号，診療録番号(患者さん ID)などがあげられますが，疾患名や治療内容などがわかれば，入院あるいは受診している医療機関を特定することで個人にたどり着くことができる場合があります．そこで，かなり慎重に情報を扱うことが求められます．

2 匿名化

研究において，個人情報を保護する方法として「匿名化」があります．“疫学研究に関する倫理指針”および“臨床研究に関する倫理指針”の中では，連結可能匿名化，連結不可能匿名化という方法が定義されています(**表2**)．

表2を理解するためのポイントは“対応表”が存在するかどうかです．たとえば糖尿病の患者さんの退院後のコントロールに対して新たな介入を試み，その効果を外来での検査データやコントロール状況についての聴き取り調査を実施し，介入群と非介入群で比較するとします．検査データと聴き取り調査の内容は照合させる必要がありますから，データ収集段階では氏名か，診療番号が記載されています．その個人情報を保護するために番号に置き換える作業が匿名化ですが，このときに「A氏は○番，B氏は○番，～」という対応表を作成し，その対応表を残して管理する方法が“連結可能匿名化”です．この場合，収集すべき検査データが抜けていることに気付いたら，対応表の管理者に個人を特定してもらい，抜けたデータを確認してもらうことができます．しかし，“連結不可能匿名化”は，対応表は作成せずに，

表2　匿名化の種類と方法

匿名化	個人情報から個人を識別することができる情報の全部または一部を取り除き，代わりにその人とかかわりのない符号または番号を付すことをいう．試料(資料)等に付随する情報のうち，ある情報だけでは特定の人を識別できない情報であっても，入手できる各種の情報を組み合わせることにより，その人を識別できる場合には，組み合わせに必要な情報の全部または一部を取り除いて，その人が識別できないようにする．
連結可能匿名化	必要な場合には個人を識別できるように，その人と新たに付された符号または番号の対応表を作成し，それを残す方法による匿名化をいう．
連結不可能匿名化	個人を識別できないように，その人と新たに付された符号または番号の対応表を残さない方法による匿名化をいう．符号または番号に置き換えられた後では，特定の個人を識別することができない．

文部科学省・厚生労働省：疫学研究に関する倫理指針(平成20年12月1日改正)，2008，https://www.mhlw.go.jp/general/seido/kousei/i-kenkyu/ekigaku/0504sisin.html (2019年9月5日検索)，厚生労働省：臨床研究に関する倫理指針(平成20年7月31日全部改正)，2008，https://www.mhlw.go.jp/general/seido/kousei/i-kenkyu/rinsyo/dl/shishin.pdf (2019年9月5日検索)より一部抜粋して引用

検査データと聴き取り調査の内容を照合させて，同じ番号に置き換えた段階で，個人情報を消去してしまいます．そのため，その後は特定の個人をたどることはできません．同じように匿名化を図るのですが，実態はまったく異なりますから，どちらの方法を選択するのか十分に気を付けてください．また“連結可能匿名化”を選択する場合は，なぜ，その方法でなければならないのか，その理由を研究方法の中に明記することが求められますから，この点も注意してください．

ところで，質的帰納的研究デザインを用いて看護研究に取り組む場合，半構成的面接(☞112ページ)などにより得られたデータ(逐語録など)の中で，個人が特定される情報は符号や番号に置き換えますね．その方法は“連結可能匿名化”でしょうか？ **連結可能匿名化を行う場合，個人情報に符号または番号を付けて，その対応表を作成し管理する者は，研究者以外(各機関における情報管理者など)であることが原則です．**つまり，研究者の手元には匿名化されたデータがあるだけで，研究者がそこから特定の個人にたどり着くことはできない状態が“連結可能匿名化”です．この点から考えると，半構成的面接により得られた逐語録を分析する際，情報の匿名化は図りますが，研究者はそのデータから個人を特定できるわけで…むしろ特定しながら分析するわけですから，対応表自体が存在しません．そのため，“連結可能匿名化”ではありませんから用語の使用には十分に気を付けてください．

d データ管理の留意点は？

研究方法にかかわらず研究データの管理は，コンピュータを使用することが最近では一般的と思われます．コンピュータに関しては，インターネットに接続されている場合は，セキュリティを万全にすることが重要です．理想的には，仕事等のためにインターネットに接続しているコンピュータとは別のコンピュータ(インターネットに接続されていないもの)を用いてデータ管理や分析を行うことをお勧めします．医療情報流出の不祥事がニュースで報じられることも多いですが，データの厳重な管理は，研究協力に応じて下さった対象の人々のプライバシー保護の上でも絶対に守らなければなりません．

また最近は，データをUSBメモリで管理する頻度が高いと思いますが，原則，USBメモリは持ち歩かないことです．研究データの分析は，職場や学校などにおける決まった場所で行い，自宅にデータを持ち帰って分析を行ったりするとデータ紛失にもつながりかねないので，絶対に避けましょう．

さらに，研究結果をまとめ，学会等で公表した後は，データはすみやかに破棄することが重要です．電子データの破棄には，専用のアプリケーションを用いて，確実に行いましょう．

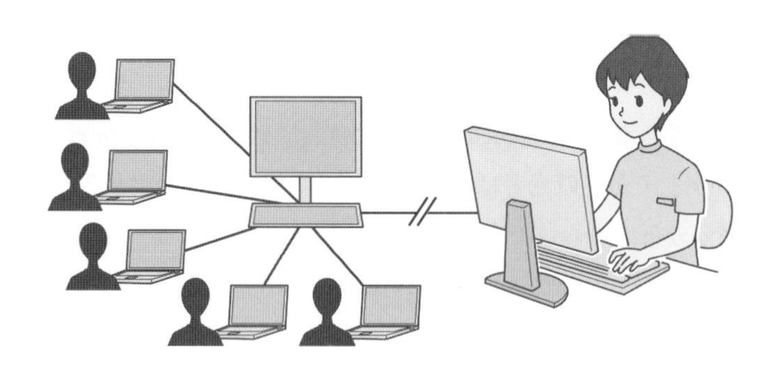

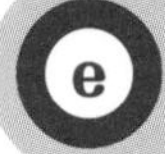

倫理審査申請の流れ

　最後に，それぞれの所属機関に倫理委員会が設置されている場合，倫理審査申請までの一般的な流れをまとめましたので，参考にしてください(**図1**).

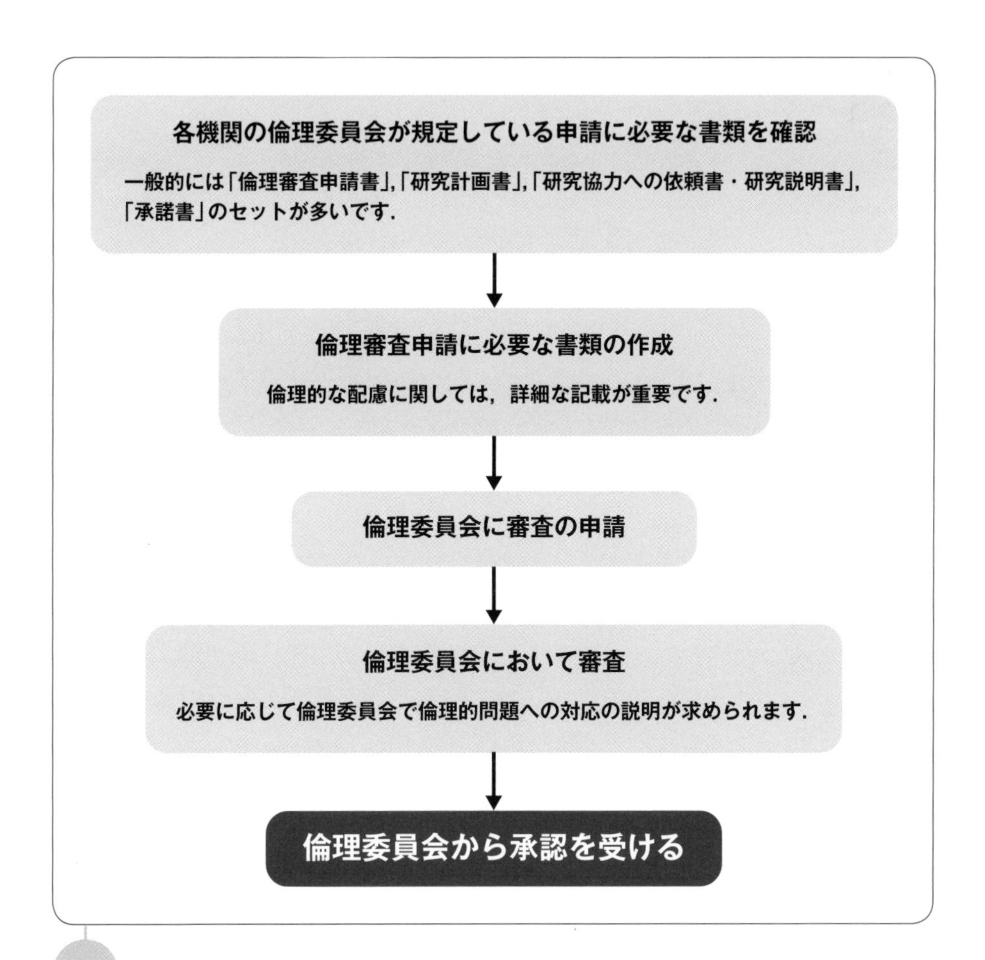

図1　倫理委員会で研究の倫理審査を受け，承認を受けるまでの流れ

引用文献
1）国際看護師協会：ICN 看護師の倫理綱領（2012 年改訂版）（日本看護協会訳），2012
https：//www.nurse.or.jp/nursing/practice/rinri/pdf/icncodejapanese.pdf（2019 年 9 月 5 日検索）
2）日本看護協会：看護者の倫理綱領，2003
http：//www.nurse.or.jp/nursing/practice/rinri/pdf/rinri.pdf（2019 年 10 月 29 日検索）
3）国際看護師協会：看護研究のための倫理指針（日本看護協会訳），2003
http：//www.nurse.or.jp/nursing/international/icn/document/pdf/guiding.pdf（2019 年 10 月 23 日検索）
4）文部科学省・厚生労働省：疫学研究に関する倫理指針（平成 20 年 12 月 1 日改正），2008
https：//www.mhlw.go.jp/general/seido/kousei/i-kenkyu/ekigaku/0504 sisin.html（2019 年 9 月 5 日検索）
5）厚生労働省：臨床研究に関する倫理指針（平成 20 年 7 月 31 日全部改正），2008
https：//www.mhlw.go.jp/general/seido/kousei/i-kenkyu/rinsyo/dl/shishin.pdf（2019 年 9 月 5 日検索）

実施に即した具体的な研究計画書をつくろう

それでは，具体的に研究計画書を書いてみましょう．

まず，研究計画書とは何か，なぜ研究計画書を書く必要があるのか，確認しましょう．そして，研究計画書では何を書けばよいのか具体的な事例をとおして考えてみましょう．

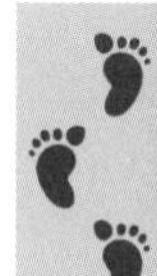

1 研究計画書とは？

研究計画書とは，実施しようとする研究の内容について，記載した文書のことです．

どのような目的があり，これまでの研究と比較して新たに何を明らかにしたいのか，そのためには，どのような研究デザインが適切なのか，どのような対象にどのようなデータを収集するのかなど自分の頭で考えている計画を読み手にわかりやすいように，簡潔明瞭に記載したものです．

2 なぜ研究計画書を書く必要があるの？

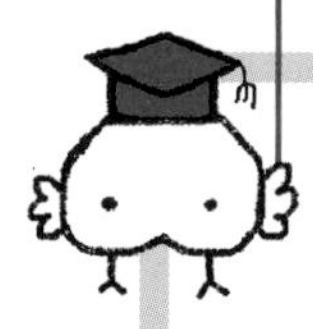

研究計画書の記載項目にしたがって記入していくことで，あなたが研究で明らかにしたいことの整理ができ，そして研究計画書に基づいて研究を行うことで，研究を最後まで遂行することができ，あなたの問いを明らかにすることができます．

研究計画書を書く理由は，２つあります．１つは，これから行う研究を科学的なものにするためです．自分の研究から得られた結果を専門的な視点で評価してもらうためには，その研究が，科学的に計画され実施されたものであることが必要です．研究を科学的に行うために，研究計画書には，記載することが望ましいとされるいくつかの項目があります．その項目にしたがって書くことで，研究を科学的なものにしていくことができます．

あと１つは，研究助成金の申請書としても利用できます．研究計画書の項目にしたがって，自分の疑問をまとめていくことで，自分が明らかにしたいことを正確にわかりやすく，研究助成組織の審査委員に伝えることができます．

具体的なメリットは，以下に示す３つが考えられます．

1）この研究で，何を明らかにしたいのかを明確にすることができ，研究目的を達成することができる

頭の中で考えている漠然とした疑問について，文章に書き出していくことで，頭の中が整理され，最終的に考えがまとまっていった経験をしたことはありませんか？

研究計画書の項目にしたがって，どのような人を何名対象とするか，研究デザインは何にするか，何を評価指標とし，どのような測定尺度を使うかなど，自分で自分に質問しながら考えを文章化していくことで，頭の中が整理されます．そして，自分が研究で何を明らかにしたいかを明確にしていくことができます．また，“データ収集を行った後で，研究計画を考え，結果を導き出す”というように，研究計画をしっかり考えないままデータ収集をはじめると，「このデータも必要だった…」「この対象も含めておけばよかった…」「あれを測定しておけばよかった…」と，思いどおりの分析ができないことになります．結局，何を目的にした研究なのかがわからなくなり，研究者がはじめに抱いていた疑問を明らかにすることはできなくなります．そうならないために，研究を最後まで確実に遂行していく上でも研究計画書は必要です．研究計画が実行されることではじめて，研究によって明らかにしたかったねらい(目的)を達成することができます．また，ガイドラインとしての役割をもちます．

2）よく練られた計画に仕上げることができる

計画書を書くことで，自分で何度も読み直すことができることはもちろんですが，

第三者に読んでもらい意見をもらうことで，よく練られた計画に仕上げていくことができます．

3）これから行う研究に自信がもてる

よく練られた研究計画書ができ上がれば，「この研究をやり遂げることができる」という自信がもてるようになります．

3 一般的な研究計画書では何を書けばよいの？

研究計画書では，研究のタイトル，研究しようとする問題の背景，動機と目的，研究の意義，研究デザインやデータ収集方法などを記載します．

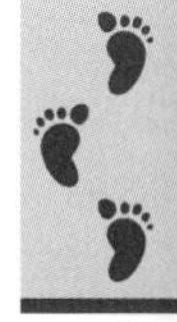

以下に一般的な研究計画書に記載する項目のうち，研究方法以外の重要な項目について，ほぼ順序どおりに示します．書き方は，最初は，今ある考えを項目にした

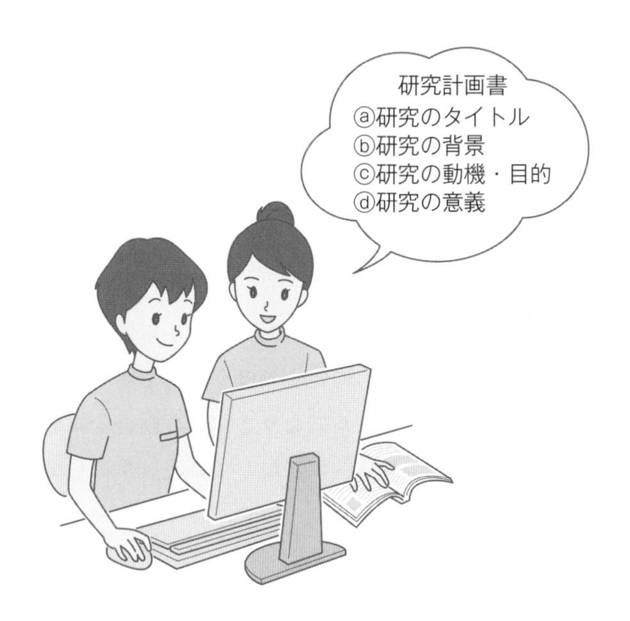

がって記入してください．次に各項目で説明している記載ポイントがしっかり記載されているか，何度も読み返し，また他者にも読んでもらい，納得のいくものになるまで書き直してください．そして同時に対象やデータの収集方法，研究期間などが実行可能かどうかをも確認してください．また研究方法は，これらの項目の次に書いていきます．

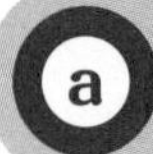

研究タイトル（研究課題名）を書く

研究タイトルは，読み手がいちばん先に読むもので，研究の第一印象が決まります．そのため，タイトルを読んで何を明らかにする研究なのかがわかるようにします．またとくに，研究助成金の申請書などでは，どのような分野の研究なのかタイトルを見てわかることが必要です．読み手が何を明らかにする研究かがわかるようにするため，タイトルを決めるときに，取り入れたほうがよい項目として，“**対象**”と“**研究方法**”があります．

▼**たとえば**

「メタボリックシンドローム予備群の保健指導に関する研究」

としたタイトルよりも，以下のようにします．

「メタボリックシンドローム予備群（←対象）における健康関連QOLに及ぼすコーチング保健指導の効果（←研究方法）」

または，副題を付けると次のようになります．副題では，具体的に注目した視点を示し，対象や研究デザインなどを書きます．

「健康関連QOLに及ぼすコーチングの効果（←研究方法）――メタボリックシンドローム予備群（←対象）における介入研究（←研究デザイン）」

タイトルを決めるタイミングは，最初は研究テーマから仮のタイトルを設定しておき，研究計画書ができ上がってから確定するほうが何を明らかにする研究なのか明確になっており，より適切なタイトルになります．計画書全体を読み返し，研究計画全体をもっとも簡潔で，かつ具体的に表現している言葉にしましょう．

b 研究しようとする問題の背景を書く

ここでは，研究しようとする課題が，「なぜ，重要なのか」「なぜ，社会的な関心が寄せられているのか」など，行おうとする研究の背後にある問題の重要性について，ほかの研究者が行ってきた研究結果を引用しながら書いていきます．そのため背景を書くためには，多くの文献を読み，その課題について十分に理解していることが必要です．以下のポイントに注目して説明していくとまとめやすくなります．

書き方の順番に，決まりなどはありませんが，読者に関心をもってもらえるような構成になるよう心掛けてください．とくに，プレゼンテーションでは，最初にインパクトのある内容に触れることで，読み手にその研究への興味を惹かせることができます．

ポイント

1. 研究で取り上げる健康問題の社会的特性とその研究が必要とされている社会的状況や理由を説明します．
2. 文献検索によって得られたほかの研究者の知見に基づき，他者がどのようなことを重要と考え，研究を行っているのかに言及します．
3. 政府の指針・動向などがあれば引用します．
4. 公的な統計データがあれば引用します．

各ポイントについて，メタボリックシンドローム予備群を対象に行った，コーチング保健指導の計画書の例を用い具体的に示していますので，参考にしてください．

[研究計画書の作成例：研究の背景]

タイトル
「メタボリックシンドローム予備群における
健康関連QOLに及ぼすコーチング保健指導の効果」

研究で取り上げる健康問題の社会的特性とその研究が必要とされている社会的状況や理由について.

●研究の背景

平成18年の厚生労働省から発表された国民栄養調査によると，糖尿病の可能性を否定できない者は1,870万人と，平成14年の同調査に比べ250万人増加している[1)]．また2000年から“21世紀における国民健康づくり運動(健康日本21)”として健康づくりが推進されてきた．この健康日本21の中間報告によると，野菜摂取量の不足，日常生活における歩数の減少という生活習慣の改善がみられない，もしくは悪化しているという結果となっている[2)]．そのため2008年，厚生労働省は，生活習慣病対策を推進していく課題として，保健指導の徹底を提示し，コーチングを主体的行動変容を促すスキルとして位置付けた[3)]．また，運動習慣につながる体を動かすことに関心がない，または関心があっても実行していない者が4割を占める．この対象に健康行動を起こさせることが，生活習慣病対策には不可欠としている[2)]．

行動変容に関する研究は数多くなされている．プロチェスカは，対象の行動変容の段階を“無関心期”，“関心期”，“準備期”，“維持期”に分類し，行動変容にはステージに合ったプログラムの重要性を示している[4)]．一方でコーチングのスキルであるゴールを達成する価値を対象に気付かせることで，健康行動に無関心な者が健康行動の改善を行うことができることが示唆されており[5)]，コーチングにより無関心期の者への行動変容を可能にさせることが期待できる．また，近年，一次予防においては，血圧や血液検査の値に注目するよりも，主観的健康感を高めることが，生存曲線を伸ばすことに寄与することが報告されている．一次予防における生存規程要因として身体的・精神的健康を高めることが必要であることを指摘している[6)]．

文献検索によって得られたほかの研究者の知見に基づき，他者がどのようなことを重要と考え，研究を行っているのか.

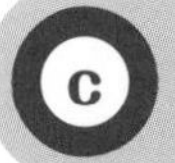

研究動機と研究目的を書く

1 研究動機

研究動機では，なぜその研究テーマについて疑問に思い，その疑問を解決したいと考えたか，その理由を明確に書きます．書いていくときに，以下のポイントを用いて説明していくとまとめやすくなります．

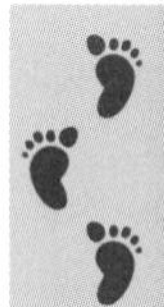

ポイント

1. すでに何が明らかになっており，何が明らかになっていないのか，あるいは不足しているのか．
2. そのためどのような問題があるのか．
3. 新たな研究によって何を明らかにしていきたいのか．

各ポイントについて，メタボリックシンドローム予備群を対象に行った，コーチング保健指導の計画書の例を用い具体的に示していますので，参考にしてください．

[研究計画書の作成例：研究動機]

●研究動機

ヘルスプロモーションが重要な概念として浸透しているなか，コーチングを用いた保健指導は，さまざまな病気の治療において利用され，その効果が報告されている．脂質異常症患者[7)]や，糖尿病[8)]やうつ病患者[9)]への研究がある．しかし，これら先行研究は，いずれも治療中の人を対象とした病気の進行の改善効果を扱ったものである(←明らかになっている知見)．コーチングによるQOL表す指標を用い調査した研究はきわめて少ない．神経難病患者へ電話による個別コーチングを用い，自己効力感を評

文献検索の結果から，すでに明らかになっている知見と明らかになっていない事項．

価している研究がある[10]（←明らかになっている知見）．しかし一次予防を目的とした対象へのコーチング支援の目的は，主観的健康感を高めることであり，健康な地域住民を対象にした主観的健康感の調査が必要である（←明らかになっていない知見）．また，行動変容ステージを把握し，コーチング保健指導の効果を確認している研究もみられない（←明らかになっていない知見）．

その結果，コーチング保健指導が精神的・身体的健康づくりにどのような影響があり，また行動変容を促すことが困難であることが示唆される行動変容ステージの"無関心期"・"関心期"の者への行動変容に，どのような効果をもたらしているかは，明らかになっていない（←どのような問題があるか）．本研究は，この問題を解明しようとするものである（←研究によって明らかにしたいこと）．

そのためどのような問題点があり，新たな研究によって何を明らかにしていきたいか．

2 研究目的

研究目的では，取り上げた研究課題に対して，この研究でどこまでのことを明らかにしようとしているのか，研究のねらいを述べ，ほかの研究との関連について触れながら研究の進め方についても記述します．書き方は，研究動機などに続けて，"本研究の目的は，…"から始まり，簡潔に2～3行で書きます．また箇条書きにする方法もあります．

そのときに注意したいことは，目的を読むだけで，**どのような対象に，どんな研究デザインを用い，何を明らかにしたいのかが**，わかるようにします．

また，ここでは，あくまでもこの研究期間内で成し遂げることができる成果だけを書きます．この研究によって将来的に期待される成果(たとえば，"生活習慣病を予防する"など)は，研究の意義に書くようにしましょう．

メタボリックシンドローム予備群を対象に行った，コーチング保健指導の計画書の例をもとに，介入研究の場合の目的の記入例を以下に示していますので，参考にしてください．

[研究計画書の作成例：研究目的(介入研究の場合)]

●研究目的(介入研究の場合)

本研究の目的は，メタボリックシンドローム予備群を対象に(←①対象)，コーチング式集団保健指導を行い(←②何をするか(介入内容))，従来の個別保健指導を受けた人と比較して(←③何と比べて)，健康関連 QOL の改善した割合が高いかを(←④どのような効果があるか)ランダム化比較試験で明らかにしていく(←⑤研究方法)ことである．

とくに，行動変容ステージに適した保健指導が求められていることから，ステージ別のコーチングの効果について調査していくことである(←⑥ほかの研究との関連)．

この例のように，①対象，②何をするか　③何と比べて，④どのような効果があるか(主要アウトカムの変化)，⑤研究方法，⑥ほかの研究との関連を入れることで，この研究の目的を簡潔にわかりやすく示すことができます．

観察研究の場合は，ある要因と主要アウトカムとの関連を検証することが目的となりますので，「②何をするか」の項目に，どのような要因によって，主要アウトカムが起こりやすいかどうかを書くと，以下のようになります．

[研究計画書の作成例：研究目的(観察研究の場合)]

●研究目的(観察研究の場合)

本研究の目的は，メタボリックシンドローム予備群の対象で(←①対象)，コーチング式集団保健指導を受けたことのある人は(←②どのような要因)，従来の個別保健指導を受けた人と比較して(←③何と比べて)，健康関連 QOL が高いかを(←④どのような影響があるか)横断研究で明らかにしていく(←⑤研究方法)ことである.

研究目的が書けたら，何度も読み直し，さらに第三者にも読んでもらい，①自分が何を明らかにしたいかが表現できているか，②第三者が読んでも，明らかにしたいものが何か，理解しやすい内容になっているかを確認してください．もし，第三者が明らかにしたいことを理解できないようであれば，③もう一度書き直してください．そして最後にもう一度読み直し，④これが本当に自分で明らかにしたいことかどうかを，自分に尋ねてみてください．

d　研究の意義を書く

ここでは，この研究から期待される成果とその重要性について書きます．つまり，研究の背後にある大きな課題の解決を進めるために，この研究によってどのような貢献ができ，研究を行うことが必要であることについて伝えます．とくに，すでに別の研究でその課題に取り組まれている場合，この研究では，これまでの研究と異なる目的で行い，それにより今までとは違う重要な成果を期待できることをくわしく述べます．以下のポイントに注意して書いていきます．

ポイント

1. 取り上げた研究課題に対して，この研究は，どのような影響を及ぼすことができるか．または，この研究で何ができるか．
2. 研究によって明らかにされることは，対象や当該研究領域の発展にとって，いかに役立つものであるか．

各ポイントについて，メタボリックシンドローム予備群を対象に行った，コーチング保健指導の計画書の例を用い具体的に示していますので，参考にしてください．

[研究計画書の作成例：研究の意義]

取り上げた研究課題に対して，この研究は，どのような影響を及ぼすことができるか．

●研究の意義

本研究によって，コーチング保健指導の効果が明らかになれば，メタボリックシンドローム予備群者[1)]のうち４割以上を占めている行動変容ステージ“無関心期”・“関心期”の者への保健指導方法を明確にすることができる．

また，コーチング保健指導を広く普及させることで，生活習慣病の罹患者を大きく減少させることができると考える．

研究によって明らかにされることは，対象や当該研究領域の発展にとって，いかに役立つものであるか．

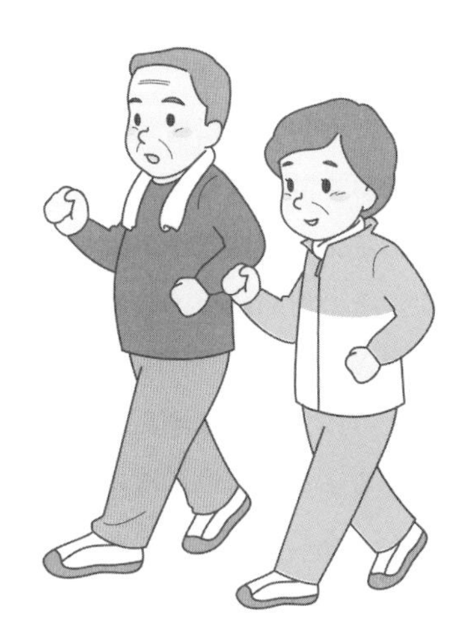

④ 研究助成金を得るための研究計画書の書き方とは？

研究助成組織に提出する研究計画書は，研究組織に自分の研究で，何を明らかにしたいのか，何が独創的であるかが読み手に伝わるように書くことが求められます．

前述の“❸ 一般的な研究計画書では何を書けばよいの？”(☞ 165 ページ)では，計画書に記載する必要のある基本的な項目について，項目名と記載内容のポイントについて示しました．研究計画書は提出先により書式が異なります．提出先によっては，“❸ 一般的な研究計画書では何を書けばよいの？”で示した項目数より少ないことがあります．そのような場合はどう書けばよいのか？　そんな疑問に答えるため，ここでは，一般的な計画書で示した項目より，項目数が少ない書式の場合は，どれがどの項目に相当し，どのように書いたらよいか，そのポイントについて，科学研究助成金の申請書の書式を用いた実際の研究計画書で説明しています．

ⓐ 研究の概要（要旨）

計画書のいちばんはじめにあたるページに研究の概要を記載する箇所がある場合が多く，読み手が最初に目をとおす計画書の中でももっとも重要な部分です．

概要を読んだだけで，研究のイメージが浮かぶように，研究の全体像とその目的が簡潔にわかるようにします．そのために以下のポイントに示すように計画書の背景・動機・目的・研究方法・意義からキーワードとなる単語を用い，もっとも伝えたいことが端的に表現できるようにまとめます．書き方の順番に決まりはありませんが，まとまりのある文章になるよう心掛けてください．また，概要は，研究計画書の全体を書き終えた後で書くようにすると，エッセンスのみを取り出しやすくなります．

ポイント

1. なぜ，その研究をしようと思ったか（研究背景と動機からまとめる）.
2. 何を明らかにする研究か（研究目的からまとめる）.
3. 研究デザイン・方法について（研究方法からまとめる）.
4. 研究から期待される結果とその意義（研究の意義からまとめる）.

各ポイントについて，メタボリックシンドローム予備群を対象に行った，コーチング保健指導の計画書の例を用い具体的に示していますので，参考にしてください.

[研究助成金を得るための研究計画書の作成例：研究の概要]

タイトル
「メタボリックシンドローム予備群における
健康関連 QOL に及ぼすコーチング保健指導の効果」

研究の背景・動機からのまとめ

●研究の概要

糖尿病の罹患者が増加しており[1]，その予防対策として成果の出る保健指導技術が求められている[3]．その達成には，従来の健康データの改善に焦点を当てた指導ではなく，自己実現達成に向けた支援を行い，健康づくり・生活の質を高めていくコーチング式指導が必要であると考える.

本研究の目的は，メタボリックシンドローム予備群を対象に，自己実現達成に向けたコーチング介入が，健康関連 QOL を高め，行動変容につながるか否かをランダム化比較試験で検討し，行動変容ステージ“無関心期”・“関心期”の者への保健指導プログラムを提案することである.

研究の目的・方法からのまとめ

本研究成果は，改善が困難であった“無関心期”・“関心期”の者の健康を高め，わが国における生活習慣病予防のための保健指導プログラムの有用な資料となると考える.

研究の意義からのまとめ

ⓑ 研究の学術的背景

研究計画書の様式によっては，背景・動機・目的の項目が独立しておらず，“学術的背景”として１つにまとまっていることがあります．その場合は，前項で示した“研究しようとする問題の背景”・“研究動機”・“研究目的”の項目をすべて入れ，うまくつながるように記述します．書く順番は，背景・動機・目的の順にすると読み手にわかりやすくなります．具体的な記載ポイントや記入例については，“一般的な計画書の書き方”と同じです．

ⓒ 研究期間内に何をどこまで明らかにしようとするのか

この部分は，一般的な計画書の書き方で示した“研究目的”の部分に相当します．ここでは，読み手にとって読みやすいというメリットから，研究助成金の申請書などでよく用いる研究目的を箇条書きにする方法について説明します．箇条書きでは，研究方法の時間的な順や重要な順で，以下のポイントに注意して書いていきます．

ポイント

1. どのような対象に．
2. どのような介入をするか（または，どのような要因によって）．
3. 何と比べて．
4. どのような効果があるか．

メタボリックシンドローム予備群を対象に行ったコーチング保健指導の事例を用い，171，172 ページで示した研究目的を研究方法の時間的な順で書き直すと以下のようになります．

[研究助成金を得るための研究計画書の作成例：研究目的]

●研究目的(箇条書きの場合)

1) メタボリックシンドローム予備群を対象に(←どのような対象に)，ランダム化臨床試験を用い，コーチング式集団保健指導を行う(←どのような介入をするか).

2) コーチング式集団保健指導を受けた人は(←どのような要因によって)，従来の保健指導を受けた人と比較して(←何と比べて)，健康関連QOLが高くなるかどうか(←どのような効果があるか)行動変容ステージ別に明らかにする.

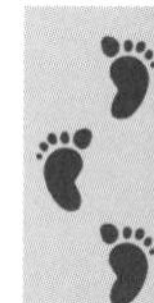

d 当該分野における本研究の学術的な特色および予想される結果と意義

この部分は，一般的な研究計画書で説明した“研究の動機を書く”と“研究の意義を書く”の項目に相当します．以下に示すポイントについて簡潔な言葉で伝えたいことのみを書くようにします.

ポイント

1. 学術的な特色では，その研究分野のほかの研究と比べ，本研究には，どのような特徴があるかを記述します.
   ①今まで何が先行研究で明らかにされているか.
   ②何が問題として残り，そして何を明らかにしていく研究なのか.
2. 予想される結果と意義では，研究によって明らかにされる結果によって，その分野に，または社会にどのような貢献ができるかについて示します.

各ポイントについて，メタボリックシンドローム予備群を対象に行った，コーチング保健指導の計画書の例を用い具体例を示していますので，参考にしてください．

[研究助成金を得るための研究計画書の作成例：学術的な特色および予想される結果と意義]

●学術的な特色および予想される結果と意義

コーチングを用いた保健指導によって治療中の者の血液データなどの改善が報告されているが(←今まで何が先行研究で明らかにされているか)，一次予防に重要と示唆[6]される健康感を高める研究は見られない(←何が問題として残ったか)．

本研究は，行動変容を促すことが困難とされる対象への精神的・身体的健康感を高めるプログラム効果の調査である(←何を明らかにしていく研究なのか)．本プログラム効果が確認されれば，メタボリックシンドローム予備群者のうち４割以上を占めているとの報告[1]がある行動変容ステージ“無関心期”・“関心期”の者への保健指導方法を明確にすることができる(←その分野にどのような貢献ができるか)．その成果を報告することは，生活習慣病の罹患率の減少に大きく貢献できると考える(←社会にどのような貢献ができるか)．

引用文献
1) 厚生労働省：国民健康・栄養調査．2006
http://www.mhlw.go.jp/toukei/kouhyo/data-kou4/data14/to03.pdf (2019年９月５日検索)
2) 厚生科学審議会地域保健健康増進栄養部会：「健康日本21」中間評価報告書．2007
http://www.mhlw.go.jp/stf/houdou/2r9852000001r5gc.html (2019年９月５日検索)
3) 厚生労働省：標準的な健診・保健指導プログラム(確定版)．2007
http://www.mhlw.go.jp/bunya/kenkou/seikatsu/pdf/02a.pdf (2019年９月５日検索)
4) Prochaska JO, Diclemente ML：Stage and processe of self-change of smoking — toward an integrative model of change. J Consult Clin Psychol **51**：390-395, 1983
5) Cullen KB, Bsranowski T, Smith SP：Using goal setting as a strategy for dietary behavior

change. J Am Diet Assoc **101**：562-566, 2001
6) 星 旦二：都市高齢者の健康とヘルスプロモーション．保健医療社会学論集 **19**：1-7, 2008
7) Vale MJ, Jelinek MV, Best JD et al：Coaching patients with coronary heart disease to achive the target cholesterol — a method to bridge the gap between evidence-based medicine and the real world randomized controlled trial. J Clin Epidemiol **55**：245-252, 2002
8) Sacco WP, Morrison AD, Malone JI：A brief, regular, proactive telephone coaching intervention for diabetes. rationale, description, and preliminary results. J Diabetes Complicat **18**：113-118, 2004
9) Lynch TR, Morse JQ, Mendelson T et al：Dialectical behavior therapy for depressed older adults. Am J Geriatr Psychiatry **11**：33-45, 2003
10) Izumi S, Ando K, Ono M et al：Effect of coaching on psuchological adjustment in patients with spinocerebellar degeneration：a pilot study. Clin Rehabil **21**：987-996, 2007

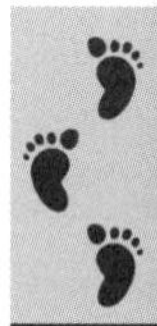

研究計画書に沿って研究を実施しよう

さて，研究計画書ができて，倫理審査を経て，いよいよ次は研究の実施です．

実際に研究を実施する段になると，予想しないことがあるかもしれません．最初に，事前に内諾を得ていた研究フィールド(病院，施設，町など)の代表者やキーパーソンへ，改めて，計画書と必要な質問紙などをもっていって，研究の目的を説明し依頼しましょう．基本的には，あなたの研究計画書に沿って実施します(**表1**)．

表1　研究計画書の全体像

項目	内容
①研究のタイトル	研究題目を書く 倫理審査を出す場合も必要
②研究者氏名	所属，住所，連絡先など
③研究の実施体制	共同研究者など
④研究の背景	研究テーマに関係する内容で，先行研究や著書などを読んで，どこまで何が明らかになっているか
⑤研究の動機・目的と意義	動機・目的(研究で明らかにしたいこと) 意義(研究で明らかになったことによって，看護実践等に何を貢献できるか)
⑥研究方法	①対象者(年齢，人数等) ②調査方法 ・調査データ収集の期間(○○年○月○日～○○年○月○日) ・調査方法(介入による測定，郵送による質問紙調査，面接インタビュー調査等) ・調査地域 ・調査項目(調査票の内容および調査や測定等) ③分析方法(テーマと目的に沿った研究方法を記述) 例：面接した内容を逐語録に起こして質的分析方法○○にて分析する 例：質問紙・および測定結果のデータを統計解析ソフトにて分析する
⑦倫理的配慮	調査実施にあたり，調査の説明と同意をどのようにするのかを具体的に記述．質問紙調査の内容や測定時の対象者に配慮すべき内容を記述 ※病院や大学および研究機関，学会等の倫理審査委員会による承認の有無
⑧スケジュール	研究の期間，具体的な予定
⑨研究資金(予算等)	「○○助成金により実施」など

1 研究の実施で気を付けることは何？

倫理審査をとおしたあなたの研究計画書に沿って研究を実施する段階です．調査依頼は，参加者へのお願いと説明などを研究計画書に沿って倫理的な配慮を守って実施します．とくに調査を実施する際には，調査対象者が不利益を被らないように注意しましょう．

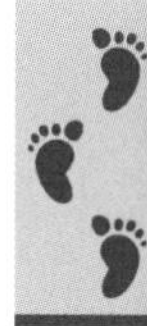

1 研究実施の準備

調査の実施は，あなたの研究計画を実行するプロセスです．あなたは，研究計画書を作成しながら，すでに調査を実施する可能性があるかどうかについて探っていたことと思います．

次は，実際に研究を実施するフィールドの代表者やキーパーソンへ，正式な依頼をします．依頼書，研究計画書，調査用紙またはインタビューガイドなどを用意し，データ収集の具体的な実施方法について，対象者の所属する施設やグループの代表者との調整をしましょう．たとえば，アンケート調査の場合は，調査用紙の文字をもう少し大きくする，収集場所を変更するなどの具体的な要望への対応を求められる場合があります．インタビューによる面接調査の場合は，場所の設定や時間などの調整が必要です．原則として**研究計画書に沿って実施するため，調査内容の変更などはできません**．そして，研究実施者のあなたには，**常にていねいで誠意ある態度**が求められます．

2 研究の実施

研究の実施では，倫理的手続きに基づいて，研究計画書に書いた内容を変更することのないようにしてください．**調査対象者に不利益が被らないように，研究計画書に沿って実施することが大切です**．きちんと実施しましょう．

データ収集後は，分析時も**データの管理を確実に行います**．貴重なデータです．その扱いには十分注意してください．研究者の倫理が問われます．

調査の実施およびデータの管理は，計画書に沿って確実に実行してください．

第4歩

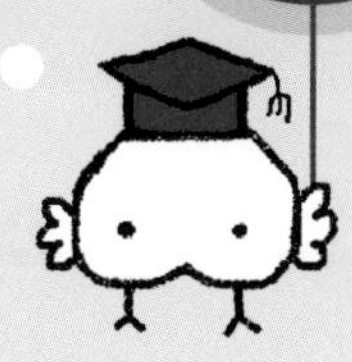

発表のための論文をつくろう

1 研究を論文にまとめてみよう

あなたは，自分の疑問を研究の問いに変えて，忙しい業務の中で研究計画を考え，対象者への研究依頼，調査の実施と進めてきましたね．結果はいかがでしたか？結果の考察をして，研究全体を振り返ることはできましたか？

あなたと研究に加わった共同研究者のみで，結果を確認するだけでは少し不十分です．調査にご協力いただいた調査対象者の方々や，協力して下さった施設へぜひ報告しましょう．そのために，研究全体と成果を報告書にまとめます．報告を済ませたら「もう研究は終了」？　その報告書の内容を少し洗練させて，もう１歩進めると論文になります．

どうぞ，次のもう１歩！　論文作成にチャレンジしましょう．

1 論文にまとめる意義とは？

研究成果を論文にまとめる作業は，問題へのあなたの考察をいっそう深めます．そして，記述する力が格段にアップします．また，論文を作成し研究結果を広く公表することは，あなたの知見が臨床の現場で試行され，結果が洗練されていくことにつながり，ひいては看護現場へのさらなる貢献につながります．

ぜひ研究成果を看護系の学会で発表し，看護学雑誌や学会誌への論文投稿を考えましょう．論文をまとめていく記述作業は，記述能力を格段にアップさせることにつながります．ぜひ，研究成果を論文にまとめることをお勧めします．

論文を作成し研究結果を広く公表することは，臨床の現場で試行され活用される機会を生み出します．多くの看護学会があり，学会誌が発行されています．投稿する場合は，論文の種類(原著，研究報告，資料など)を選択します．種類ごとの文字数の制限や図表の挿入など，学会誌の巻末にある投稿規程をよく読んで，投稿論文の体裁を確認しましょう．

論文には
こう書いて
あったな
新しいケアを
取り入れてみよう
私の患者さんへの
ケア，あの論文が
役立ちそう…

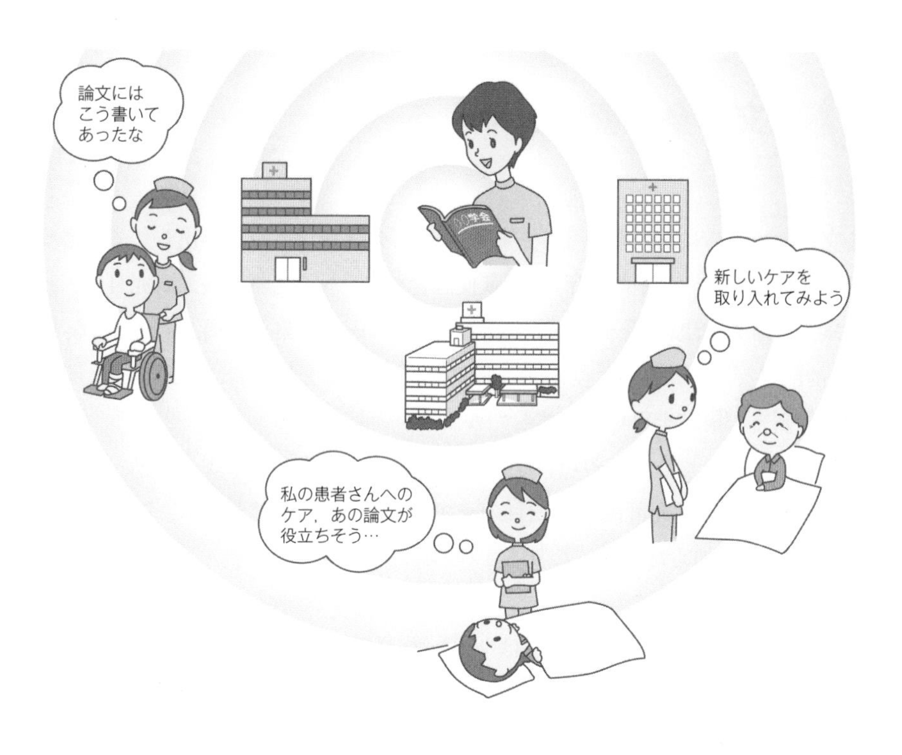

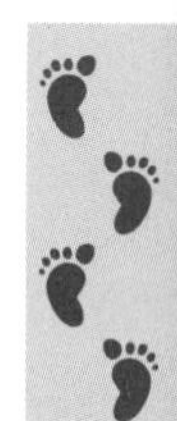

論文投稿は，あなたの研究について，同様の関心をもっている人々と交流し，多くの助言を得る貴重な機会(きっかけ)になります．

2 論文はどうつくるの？

研究報告書や発表抄録を，どうやって論文の形にするのでしょうか？　1歩ずつ積み重ねていけば大丈夫です．論文ができあがります．

まず，論文の全体構成を理解して，記述を膨らませていきましょう．

ⓐ 論文の全体構成を考える

論文を作成するにあたり，まず，**研究計画書の項目立て**を思い出してください．

研究計画書では，“研究の背景(文献検討含む)”，“研究の動機，研究目的，研究の意義”，“研究方法(研究デザイン，調査対象，データ収集と期間，分析方法など)”，“倫理的配慮”，“研究組織と役割”，“研究経費”，などを具体的に考えました(**図１**)．

研究計画書の構成を思い出しましたか？

では，論文をつくるときの項目立ては，どのようなものでしょうか？

論文の項目は，研究計画書の項目の★で示した部分に，“緒言”，“結果”，“考察”，“結論”を加えた項目になります(**図２**)．

並びと内容を確認しましょう．

図２の四角の部分が，計画書にはなかった項目ですね．ここは新たに書き加え

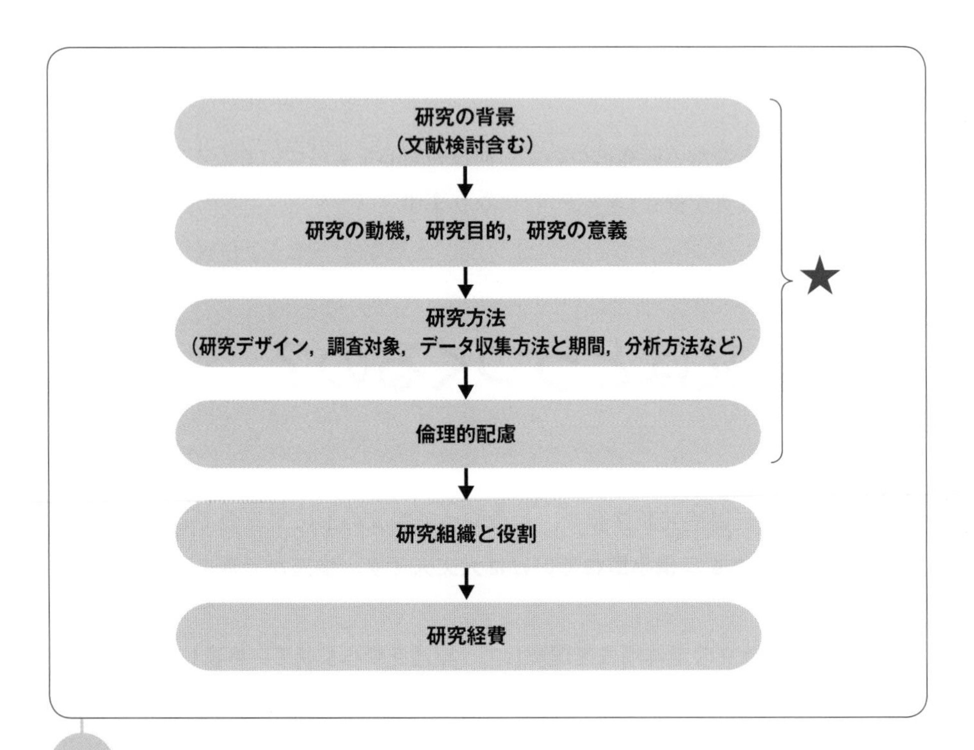

図1　**研究計画書の項目の構成**

る部分です．かなりやりがいのある作業量…ですね．がんばりましょう．

b 書ける部分からどんどん記述していこう

論文の構成がわかりました．さて，次は記述です．いよいよ！ですね．

「論文の記述なんてしたことがない…」大丈夫，1歩ずつです．まず，やってみましょう．では，パソコンに“研究論文「○○についての検討」”のファイルをつくり，まず，論文項目だけを記入してみてください．これは論文の骨組みです．

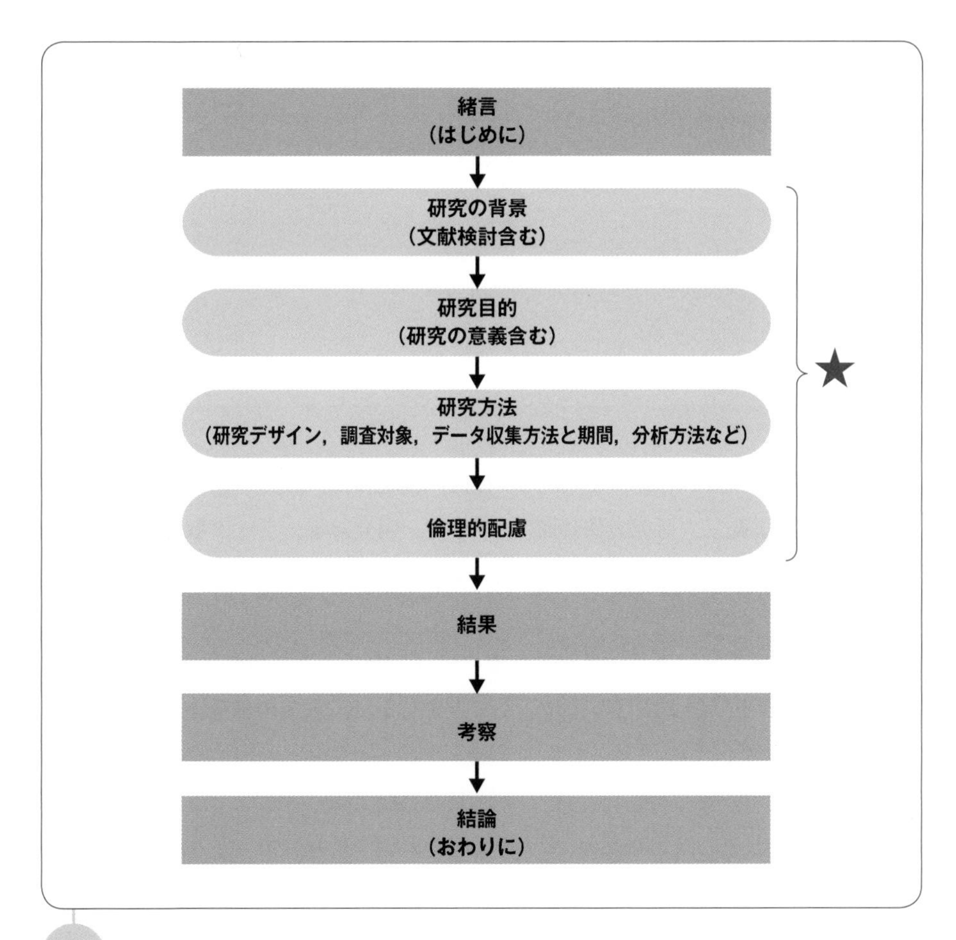

図2　論文の項目の構成

[論文の項目例]

Ⅰ. 緒言(はじめに)
Ⅱ. 研究の背景
Ⅲ. 研究目的(研究の意義含む)
Ⅳ. 研究方法
　1. 調査方法
　　調査対象と対象者の選択方法, 人数
　　データ収集方法と期間
　2. 分析方法

Ⅴ. 倫理的配慮
Ⅵ. 結果
Ⅶ. 考察
Ⅷ. 結論(おわりに)

次に, **研究計画書**で作成した“研究の背景(文献検討含む)”, “研究の動機, 研究目的, 研究の意義”, “研究方法(研究デザイン, 調査対象, データ収集と期間, 分析方法など)”, “倫理的配慮”の内容を, 論文項目Ⅱ〜Ⅴにコピー・ペーストしてみましょう.

たとえば「F市保健推進員活動が参加者の保健行動に与える継続的効果」の計画書で記載した内容を, 論文項目に入れ込んでみましょう. 太字の部分がコピー・ペーストした部分です.

[論文の作成例：研究計画書からⅡ～Ⅴをコピー・ペーストしたもの]

Ⅰ．緒言(はじめに)

Ⅱ．研究の背景

われわれは，先にＡ市において地域住民が参加する保健推進員活動の参加者に与える影響について，２年間の活動期間における個人の変化および非保健推進員との比較を検討した．その結果，…中略…保健推進員としての活動体験が，保健行動，家族への働きかけ，地域への働きかけを促していたことが明らかになった(星野，1999)．参加動機は外発的であるにもかかわらず，活動参加によって保健行動を獲得し家族や地域へも働きかけを拡大したことは，保健推進員活動が主体的なヘルスプロモーション活動参加を促し，地域の健康度に影響を与える機能をもつことが考えられる．

しかし，保健推進員活動，つまり保健領域の地域組織活動の効果については，活動を終えた後の効果の持続性に視点を当てた研究はみられず，活動のもつ波及効果の維持について検討されていない．

Ⅲ．研究目的(研究の意義含む)

先行研究の知見をもとに，保健推進員活動参加者が獲得した健康行動の獲得，家族への働きかけ，地域への働きかけという効果が，役職をリタイアした後も継続するかどうかについて検討することを目的とする．

本研究の意義は，市民参加による保健推進員活動の地域全体の健康度に影響する機能を明らかにすることである．

Ⅳ．研究方法

本研究は，健推進員活動参加者が獲得した健康行動の獲得，家族への働きかけ，地域への働きかけが，役職をリタイアした後も継続するかどうかについて検討するための量的記述的研究デザインである．

1．調査方法

調査対象者は，Ａ市の保健推進員第(△期)全員○○名，同時期に

コピーペーストした部分

保健推進員になり１期でリタイアした者○○名である．調査は，平成○年○月○日～○月○日に実施した．

2. 調査内容

調査内容は，対象者の属性(性，年齢，…)，保健推進員経験年数…，活動満足度(ビジュアルアナログスケール)，保健行動(…)，…

3. 分析方法

分析は，属性および活動経験年数，保健行動，…の関係を…，関係をみる．統計分析には，○○分析ソフトを使用した．

Ⅴ. 倫理的配慮

調査にあたり，対象者へ書面に調査の目的を…中略…同意を得られた者を対象とした．

なお，本調査は，○○大学の倫理審査委員会の審査(No. 000000)を経て実施した．

コピーペーストした部分

Ⅵ. 結果

Ⅶ. 考察

Ⅷ. 結論(おわりに)

いかがでしょう？ “研究論文”の一部が，少しだけ文字で埋まりました．論文が書けそうな気がしてきましたね．

計画書では，箇条書きにしていた部分も，論文に書きなおす場合は，読み手にわかりやすい主語と述語が明確な文章に，記述しなおしてください．また，論文の文体は，「…である」「…と考える」「…した」調に，統一してください．

では，研究計画書をもとに論文作成する際のポイントを事例をとおしてみていきましょう．

たくさんの結果から，今回伝える内容を「参加者の保健行動」に焦点を当てることにしました．なおかつ，「継続者とリタイア者の保健行動の比較」とわかりやすいように，小タイトルを付けました．

[論文の作成例：Ⅱ．研究の背景，Ⅲ．研究目的[1)]]

タイトル

「F市保健推進員活動が参加者の保健行動に与える継続的効果
――F市保健推進員活動の継続者とリタイア者の保健行動の比較」

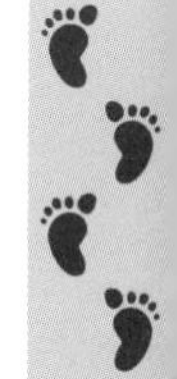

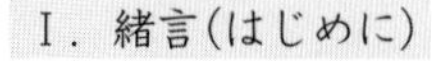

Ⅰ．緒言(はじめに)

研究目的に関係する社会的背景や，文献検討を含めて書きましょう．

Ⅱ．研究の背景

筆者は，以前A市において地域住民が参加する保健推進員活動の参加者に与える影響について，2年間の活動期間における個人の変化および非保健推進員との比較を検討した．その結果，…中略…保健推進員としての活動体験が，保健行動，家族への働きかけ，地域への働きかけを促していたことが明らかになった(星野，1999)．参加動機は外発的であるにもかかわらず，活動参加によって保健行動を獲得し家族や地域へも働きかけを拡大したことは，保健推進員活動が主体的なヘルスプロモーション活動参加を促し，地域の健康度に影響を与える機能をもつことが考えられる．地域組織活動は，市民の健康に関しての自己決定を可能にする環境を強化するための，ヘルスプロモーションにおける健康づくりの機能があると指摘される(島内，1992)．

文献を入れます．書き方は，投稿先の学会の(投稿規程)を確認しましょう．

文献の知見を追加します．あなたの研究テーマに関連する先行文献のこれまでに明らかになっている知見の内容を分類して述べます．

しかし，保健推進員活動，つまり保健領域の地域組織活動の効果については，活動を終えた後の効果の持続性に視点を当てた研究はみられず，活動のもつ波及効果の維持について検討されていない．

ここが大切です．これまでの研究で何が明らかになって，何がわかっていないのか？　この研究で明らかにしたいことにつなげていく部分です．

Ⅲ．研究目的

文章化しましょう．

本研究では，同時期に保健推進員として活動に参加した者のうち，今回の調査時まで活動を継続している者(以下，継続者とする)と，活動を辞めた者(以下，リタイア者とする)を対象に，継続者とリタイア者の保健行動，家族および地域への働きかけを比較することによって，活動の体験が保健行動の継続性に与える影響について検討する．

本研究によって，保健領域の地域組織活動のもつ波及効果の維持について，明らかになると考える．

本研究の意義は，市民参加による保健推進員活動の地域全体の健康度に影響するヘルスプロモーション機能について，明らかにする点にあると考える．

あなたの研究の意義を，この項目内の最後にしっかりと記述しましょう．

次は，“研究方法(研究デザイン，調査対象，データ収集と期間，分析方法など)”です．計画書では箇条書きだった内容も，主語と述語を明示して，きちんとした文章で表しましょう．“倫理的配慮”も同様に写して，ていねいに文章化してください．

[論文の作成例：Ⅳ．研究方法[1)]]

Ⅳ．研究方法

本研究は，健推進員活動参加者が獲得した健康行動の獲得，家族への働きかけ，地域への働きかけが，役職をリタイアした後も継続するかどうかについて検討するための量的記述的研究デザインである．

1．調査対象

対象者の選択方法，人数，調査期間を書き込みます．

調査対象は，A市の保健推進員を第(△期)全員○○名，同時期に保健推進員になり1期でリタイアした者○○名である．調査は，平成○年○月○日～○月○日に実施した．

2．調査および分析方法

調査する内容(属性項目，尺度など)をすべて書きます．

調査内容は，対象者の属性(性，年齢，…)，保健推進員経験年数…，活動満足度は，視覚アナログスケール(須貝・安村ほか，1997)，

尺度の文献も入れます．

保健行動は，…中略…

　分析は，保健行動，家族および地域への働きかけの各スコアと年齢，主観的健康観，福祉ボランティアへの関心について，継続者とリタイア者の２群に分けて比較した．分析には，○○解析ソフトを使用した．

[論文の作成例：V．倫理的配慮[1]]

V．倫理的配慮

調査実施の際の，対象者への調査目的の説明の有無と方法，同意を得たこととその確認方法など，くわしく記載します．

　調査にあたり，対象者へは調査の目的と調査内容を書面「ご依頼と説明書」にして質問紙とともに同封し郵送した．…中略…，「ご依頼と説明書」には，回答しなくても不利益を得ないことを明記した…．回答用紙の返送を，対象者の調査への同意とみなした．

　なお，本調査は，○○大学の倫理審査委員会の審査(No. 000000)を経て実施した．

病院や大学にある倫理審査委員会に，研究実施前に許可をもらった審査No. を記載します．最近では，投稿論文は倫理審査を受けた調査であることを明記していることが求められます．

ⓒ ここまでにまだ書けていない部分を記述しよう

　先にお伝えしたように，論文の構成は，緒言(はじめに)(研究背景・研究目的と意義)→研究方法および研究目的→結果→考察→結論(おわりに)です．“ⓑ書ける部分からどんどん記述していこう”では，研究計画書をもとに書ける部分，とくに研究方法および研究目的を中心とした部分を作成してきました．

　ここでは，それ以外の部分の　緒言(はじめに)，結果，考察，結論(おわりに)の記述について考えてみましょう．

1 緒言（はじめに）（研究背景・研究目的と意義）を記述する

緒言（しょげん）では，あなたの研究の問いが生まれるきっかけとなった背景をわかりやすく説明して下さい．

まず，あなたの疑問については，あなたの疑問が生まれた状況を順序立てて記述して下さい．あなたの体験や状況や，あなたの先行研究で得た知見から新たに生まれた研究の問いについてです．

次に，あなたの研究の問いと共通の事柄や，共通の問題を含む社会的背景について説明を加えましょう．それらの記述内容は，関連する文献等を読んで考えます．ここで，あなたの研究の問いに関連する論文を複数読む必要がでてきます（☞第2歩）．文献を読んで明らかになっていることと，まだ解明されていないことを整理して下さい．そこからわかったことと，あなたの研究の問いとの関係について，あなた自身の言葉で説明してください．

大切なことは，なぜそうした疑問を感じたのかについて，その研究の問いと背景，先行研究の知見との関連について，それぞれを読み手に理解してもらうことです．

［論文の作成例：Ⅰ．緒言（はじめに）[1]］

研究の問いが生まれた背景の内容とあなたの研究の問いおよび動機を書き表します．

Ⅰ．緒言（はじめに）

長寿社会において質の高い暮らしを実現することは，自身の生活習慣を見直し積極的に健康づくりに取り組むだけではなく，病気や障害をもちながらも住み慣れた地域での生活を継続できるかどうかにかかっている．ADLの低下に伴って外出の頻度が減り自立できにくくなるといわれる高齢者にとって（本田，2002，渡邊，2004），ソーシャルサポートや地域のネットワークは，精神的な健康を支えて，自立するために必要な要因の1つと報告される（桂，1997）．…中略…

少子高齢化が進む中で，地域の人的ネットワークの1つである地域組織活動のもつ機能への期待はますます高まると考える．

このほかに，緒言に研究背景，目的を合わせて記述することもあります．

[論文の作成例：Ⅰ．緒言(はじめに)(研究背景と目的を合わせたもの)[1)]]

Ⅰ．緒言(はじめに)

長寿社会において質の高い暮らしを実現することは，自身の生活習慣を見直し積極的に健康づくりに取り組むだけではなく，病気や障害をもちながらも住み慣れた地域での生活…中略….

筆者は，以前Ａ市において地域住民が参加する保健推進員活動の参加者に与える影響について，２年間の活動期間における個人の変化および非保健推進員との比較を検討した．…中略….

本研究では，同時期に保健推進員として活動に参加した者のうち，今回の調査時まで活動を継続している者(以下，継続者とする)と，活動を辞めた者(以下，リタイア者とする)を対象に，継続者とリタイア者の保健行動，家族および地域への働きかけを比較することによって，活動の体験が保健行動の継続性に与える影響について検討する．

すでに前項で述べたように，研究の目的と意義については記述済みですね．

2 結果のまとめ方

次に，結果を書きます．

分析した結果は，かなりたくさんあると思います．投稿論文は字数制限もあるものが多く，すべてを書く余裕はありません．研究目的，調査対象を思い出し，あなたが今回投稿する論文のタイトルや，“研究目的と意義”に応じた内容が必要です．統一感のある結果を整理して，論じたい内容を2，3項目にまとめてみましょう．

結果の記述は，分析した結果を記載します．さらにいくつかの項目に分けて，わかりやすくまとめていきましょう．

たとえば，今まで例にしてきた内容で，具体的に見てみましょう．

[論文の作成例：結果の項目(タイトル，研究目的，分析方法から)[1)]]

●タイトル

「F 市保健推進員活動が参加者の保健行動に与える継続的効果
――F 市保健推進員活動の継続者とリタイア者の保健行動の比較」

●研究目的

本研究では，同時期に保健推進員として活動に参加した者のうち，今回の調査時まで活動を継続している者(以下，継続者とする)と，活動を辞めた者(以下，リタイア者とする)を対象に，継続者とリタイア者の保健行動，家族および地域への働きかけを比較することによって，活動の体験が保健行動の継続性に与える影響について検討する．

本研究によって，保健領域の地域組織活動のもつ波及効果の維持について，保健推進員活動のもつ機能が明らかになると考える．

…後略…

●研究方法(分析方法)

「…分析は，保健行動，家族および地域への働きかけの各スコアと年齢，主観的健康感，福祉ボランティアへの関心について，継続者とリタイア者の２群に分けて比較した．…」

●結果の項目

1．年齢および福祉ボランティアへの関心，主観的健康感
2．継続者とリタイア者の保健行動スコア，家族への働きかけスコア，地域への働きかけスコアの比較

「――F市保健推進員活動の継続者とリタイア者の保健行動の比較」と，小タイトルが決まった時点で，結果の項目内容もそれを表すことになります．

この，結果の項目は，タイトル，目的，そして，研究方法の分析部分の記述にある「分析は，保健行動，家族および地域への働きかけの各スコアと年齢，主観的健康観，福祉ボランティアへの関心について，継続者とリタイア者の２群に分けて比較した」と，一貫した方向性で合致する項目であることが必要です．

3 考察のまとめ方

考察を作成します．“2 結果のまとめ方”でも述べたように“研究目的”を考慮して，どのような項目立てにするかを考えて下さい．たとえば前ページの作成例のように「…によって，活動の体験が保健行動の継続性に与える影響について検討する」ことを研究目的としています．“目的”を考慮するためには，継続者とリタイア者の保健行動を比較した結果に対応した考察項目になります．

さて，具体的にどのような考察の項目立てを考えますか？　今までの例をもとに考えてみましょう．結果の項目に沿って，考察の項目を考えています．目的に基づいた結果に応じて考察を組み立てましょう．次の作成例では対応した考察の項目になっていますね．

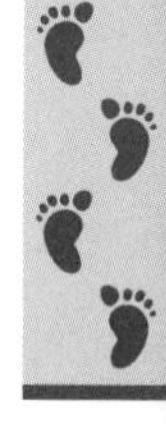

[論文の作成例：考察の項目（結果の項目から）[1]]

●結果の項目

1. 年齢および福祉ボランティアへの関心，主観的健康感
2. 継続者とリタイア者の保健行動スコア，家族への働きかけスコア，地域への働きかけスコアの比較

●考察の項目

1. 継続者とリタイア者の特性
2. 継続者とリタイア者の保健行動，家族への働きかけ，地域への働きかけ

目的に応じた結果と対応した考察内容を記述することによって，論文の論点が一貫している印象を与えます．この論点の一貫性をキープすること，つまり，“タイトル”，“目的”，“研究方法”，“結果”，“考察”をとおして一貫して訴えたいことが読み手に伝わることが重要です．

そのほかに，**研究の限界**について触れておくことも大切です．あなたが，研究を行おうとした場合，時間的な制限や，１病院内に調査対象者が限られてしまう，コントロール群が設定できないなどの制約がかかります．できるだけ偏りのない調査対象を選択し，正確な測定等を実施しなければなりません．しかし，最終的には，さまざまな制限のもとでの研究結果であったことを，考察の最後に，“研究の限界”として明確に記載しておくことも必要です．

4 結論（おわりに）を記述する

結論は，論文の全体とあなたの研究からわかった知見を，ごく簡潔にまとめる内容です．すべてを記入する必要はありません．そして，やはりこれも，あなたの論文の“研究目的”と“結論”とは，合致していなければなりません．

具体例の続きを見てみましょう．

研究目的には「…本研究によって，保健領域の地域組織活動のもつ波及効果の維持について，保健推進員活動のもつ機能が明らかになると考える．…」と記述してありました．

[論文の作成例：Ⅷ．結論（おわりに）[1]]

Ⅷ．結論（おわりに）

保健推進員活動の継続者と，同時期に活動に参加しその後辞めたリタイア者を比較し，辞めた後の活動の効果の持続性について検討した．その結果，本調査を実施した時期である保健推進員を辞めた後３年後までは，福祉・ボランティアに関心をもち続け，保健行動をとり，家族や地域へも働きかけ続けていたと考えられる．保健推進員の役割を離れた後も，地域住民の１人として，健康づくりに取り組むといった活動の効果の継続性が示唆された．

下線部分が，研究目的に対応した内容の記述です．“研究目的”に合った「保健推進員のもつ波及効果を維持するための活動の機能を明らかにする」ことについて，“結論”では，「保健推進員の役割を離れた後も…活動の効果の継続性が示唆された」という記述で，維持する機能について述べています．

最後に結論に書かなければならない内容として，①研究目的，②結果，③その他，があげられます．

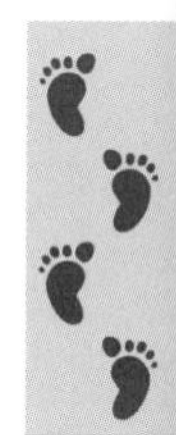

引用文献　1）星野明子：F市保健推進員活動が参加者の保健行動に与える継続的効果――F市保健推進員活動とリタイア者の保健行動の比較．日本健康医学会誌 **14**(2)：33-36，2005

2 学会発表の抄録をつくろう

研究結果を公表するには，看護関連の学術雑誌への論文掲載と，学会発表があります．あなたが研究で知り得た知見は，早めに公表すべきです．同じ疑問をもった看護師やほかの領域の専門家に出会い，ディスカッションする好機(チャンス)です．そうすることで，新たな情報を得たり，さらなる研究への発展を考えることができます．

ここでは具体的に学会発表の抄録の構成を説明します．あなたの研究結果に関係のある看護学領域の学術集会を探して，ぜひチャレンジしてみましょう．

1 学会発表の抄録をつくるには？

研究の成果をぜひ発表しましょう！　学会の抄録は決められた字数内に，“目的，方法，結果，考察”を記述します．研究のすべてを記載することはむずかしいので，あなたが，今回の発表で強調したい成果を整理して抄録原稿を考えましょう．

a 抄録に必要な内容

学会の抄録項目に必要な内容は，どうなっているのでしょう？

“目的，方法，結果，考察”を，決められた字数内に記述します．学会によって字数は異なりますが，内容は，ほぼ同じ項目の内容を求められます．文字数にも制限がありますので，研究のすべてを記載することはむずかしいかもしれません．あなたが，今回の発表では，何をいいたいのかをよく整理して抄録原稿を考えましょう(**図 1**)．

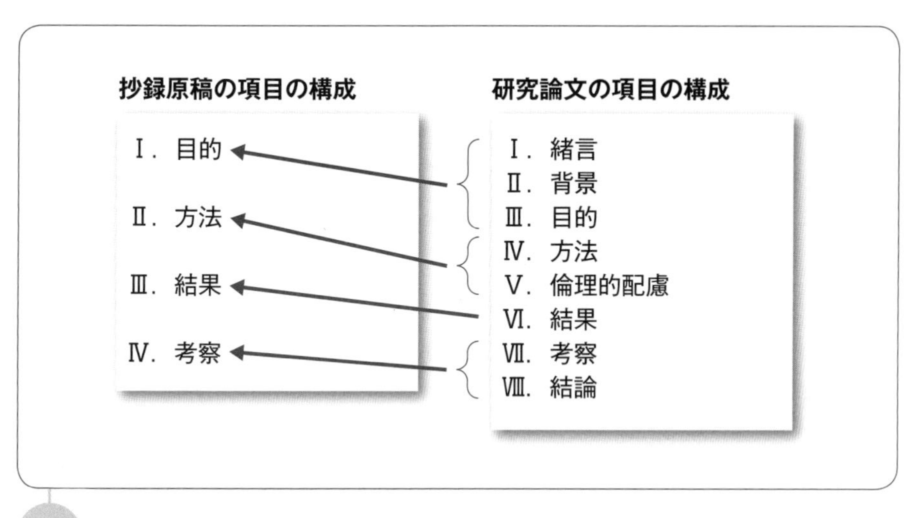

図1 抄録原稿と論文の項目構成の違い

b 抄録作成に必要なポイントは？

実践例をもとに，ポイントを見ていきましょう．現在は，ほとんどの学会がオンラインによる抄録受付をしていますので，学会ホームページにある規定（文字制限など）をよく読んで作成しましょう．

［抄録の作成例より一部を抜粋[1)]］

たとえば，40字以内などの制限があります．もっとも研究成果を表しやすいタイトルを考えましょう．

タイトル

「都市部高齢化地域Ａ小学校区における高齢者の孤独感と社会的つながり」

発表者が最初で，次に共同研究者名を続けます．

星野明子　京都府立医科大学大学院保健看護学研究科
○○○○　（所属・・・・・・・・・・・）
△△△△　（所属・・・・・・・・・・・）

Ⅰ．目的

A小学校区は，65歳以上高齢者1,139名（高齢化率31.4%），B市でも高齢化率のもっとも高い区内にある．研究者らは，A小学校区の自治連合会，体育振興会，学区社協，シニアクラブ，女性会等の住民組織，地域包括支援センター，予防介護推進センター，大学による「A健康まちづくり会」を7年前に結成し，年2回のイベント（5月の体力測定とウォーキング，11月の学習会と運動体験）を実施し，社会的なつながりを深めてきた．A小学校区の高齢者の孤独感と社会的つながりの関連について検討した．

Ⅱ．方法

A小学校区住民2,310世帯に自記式質問紙1部を配布し，40歳以上の回答者427名（回収率18.5%）中の65歳以上291名（12.5%）を対象とした．調査項目は，性別，年齢，経済的ゆとり，主観的健康感，生活習慣得点（Breslow 7項目），近所つきあいの深さ，近所つきあいの広さ，抑うつ度（GDS），コミュニティ感覚（SCI），孤独感尺度（J-UCLA），生活満足度（LSIK）の相関関係を検討した．本研究は京都府立医科大学倫理審査委員会の承認を得て実施した（受付番号ERB-E-371）．

Ⅲ．結果

65歳以上の対象者について各変数の相関関係を検討した結果，孤独感は，主観的健康感，生活習慣，近所つきあいの深さ，近所つきあいの広がり，コミュニティ感覚と有意な負の相関があり，抑うつ度とはやや強い有意な正の相関があった．近所つきあいの深さ，近所つきあいの広がりは，コミュニティ感覚とやや強い有意な正の相関があり，孤独感と抑うつ度とは有意な負の相関があった．主観的健康感は，生活習慣と生活満足度に有意な正の相関があった（$p<0.001$）．

最近のオンラインで入力する抄録には，表や図は入れられない場合が多いです．できるだけわかりやすく記述しましょう．

Ⅳ．考察

B市は，小学校区ごとに地区体育会や地蔵盆行事の催しを継続している地域が比較的多い．しかし，今後加速される高齢化は行事遂行の困難や社会的つながりの希薄化を招き，住民のwell-beingに影響を及ぼすと考える．本調査結果も先行研究と同様に高齢者の孤独感と社会的つながりを示す項目に関連が見られた．「A健康まちづくり会」は，社会的つながりを醸成する住民参画による地域包括ケアシステムの一つのモデルを示唆すると考える．

引用文献 1）星野明子，志澤美保，臼井香苗ほか：都市部高齢化地域A小学校区における高齢者の孤独感と社会的つながり．日本公衆衛生雑誌 **65**（10）：452，2019

第5歩 看護研究を次に活かそう

研究成果を臨床に活かそう

看護研究に取り組み，研究結果の発表までが終了し，いよいよ第5歩まで進んできました．ここでは，1つの研究が一段落した後に，その成果を臨床の看護実践に活かすために大切になることを確認していきましょう．

事例研究は実践に活かせるの？

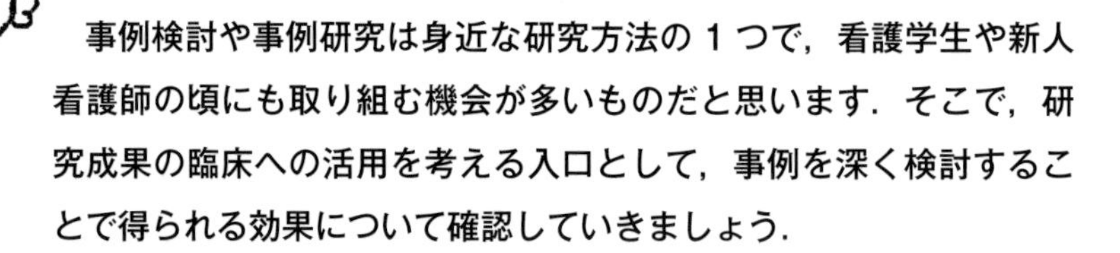

事例研究を，看護実践でどのように活かすことができるのかを，簡単に確認していきましょう．**図1**に示したように，“事例をていねいに分析する”ということは，**学習や自己洞察**の機会として行うレベルから，原則・真理を見出すことを目的として行うレベルまであります(**図1**)．

看護学生や新人看護師への課題として，ケースレポートの作成や事例検討を設定している場合，多くは**自分を知る・学習する**レベルでの成果を期待しているといえます．

図2にあるように，事例検討によって**自己理解の促進**や**経験知の蓄積**が成果として得られれば，看護学生や新人看護師の看護専門職としての成長につながります．また，講義や文献で学んだ知識と臨床での看護実践を照合することで提供する看護ケアの質を向上させることにもつながります．

あなたが今まさに事例研究に取り組んでいるならば，自分が提供する(提供した)看護ケアをていねいに分析し，何らかの成果が得られることを目指してください．

事例研究

事例から特定の場面や一連の経過をていねいに分析することをとおして…

レベル **自分を知る・学習する**

目的

- 自分の傾向・価値観・課題を意識化する.
  (⟶ 継続することで，自分の変化を客観的に比較できる)
- あいまいな知識・技術を明確にし，学習する機会にする.

レベル **実態（事実）をとらえる**

目的

- 特定の場・状況で，何が起こった（起こっている）のかを把握する.

レベル **原則・真理を見出す**

目的

- 1事例あるいは少数例について，その全体がわかるようにくわしく記述し，ある事象に関連する因子を明らかにする.
- 個人あるいは，ある集団が抱える特殊な問題の過程をくわしく記述し，問題と原因の関係を明らかにする.

図1 事例研究を行う目的と探求のレベル

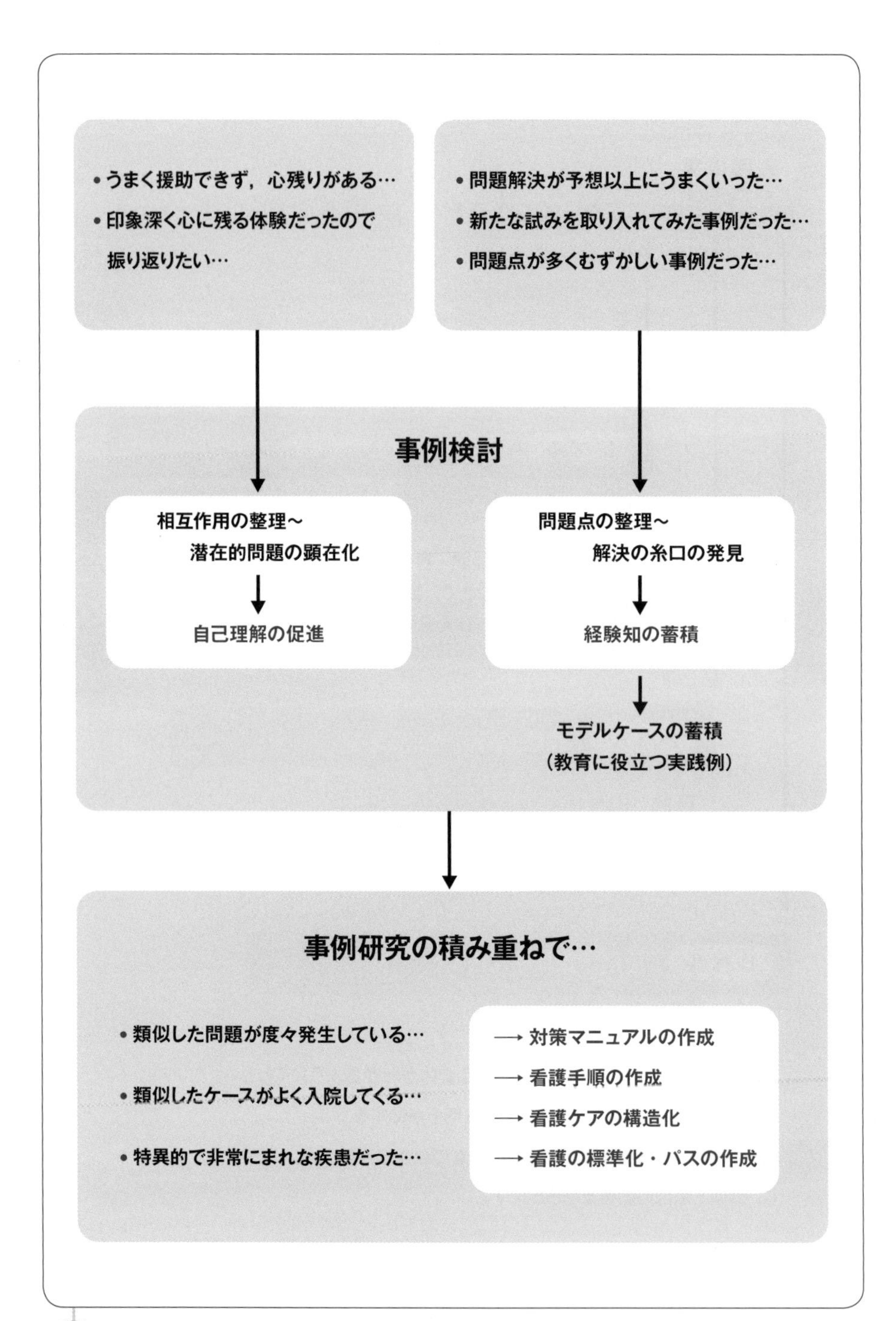

図２ 事例検討と事例研究によって期待できる成果

2 臨床における研究の本来の目的は何だったの？

臨床における研究の本来の目的は，看護の対象やかかわる現象の理解を深め，看護実践の質の向上を図ることにあります．看護研究はそのための 1 つの手段であって，目的ではありません．研究成果を臨床に還元しましょう．

本書を参考にしながら実際に看護研究に取り組んできた皆さんは，ここでもう一度，看護研究に取り組むことを決めた“第1歩”で考えたことや，文献検索をしながら研究のテーマを具体化させる“第2歩”のことを思い起こしてください．

また，研究をはじめようとした動機や，自分の中にあった研究テーマの種(シーズ)から研究テーマを具体化するときに,「この研究テーマ(明らかにしたいこと)は，看護に貢献するものだろうか？」と，十分に考えたでしょうか．

臨床の看護師が研究に取り組む本来の目的は，看護の対象の理解を深めること，そして看護実践の質の向上にあります．自分が取り組んだ研究が，単に個人の興味や関心を満たすものではなく，看護実践に対する批判的視点での振り返りに根差したものであったかを，改めて考えてみてください．

また，**図3**では，研究テーマとしたことが，本当に研究として取り組む価値があるのかを考える3つの問いを示しました．今回行った研究のプロセス全体を振り返り，看護研究を実施するために費やす時間や労力，そして対象者の方(患者さんなど)が協力するために割いてくれた時間や労力に見合うような，看護の実践や教育あるいは管理に役立てられる結果を得ることができたかを確認してください．

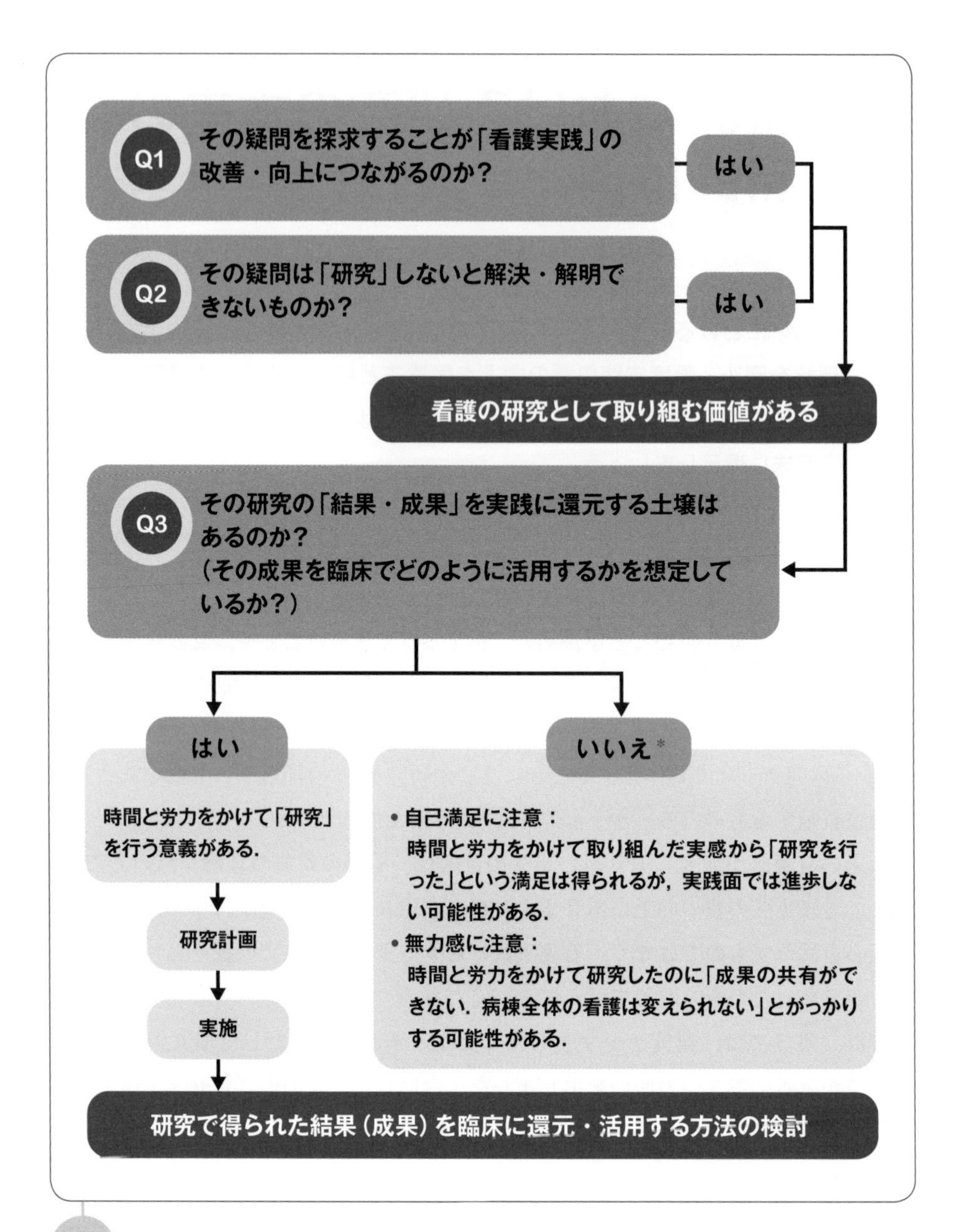

図3　研究を臨床に活かすための自己点検表

＊Q2が「はい」でも，Q3が「いいえ」の場合，研究として取り組む意味があるのか再検討しましょう．

3 臨床に活かせる確かなエビデンスが得られたかどうかを知るには?

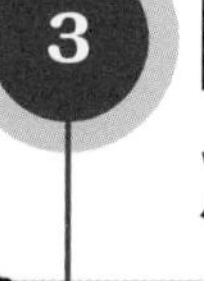

臨床に活かせるエビデンスが得られたかを知るには，まず，“エビデンスとは何か”を確認しておく必要があります．EBMやEBNでのエビデンスの基準と照合しながら，自分が行った研究結果について吟味しましょう．

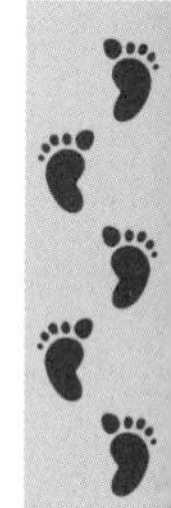

a エビデンスとは？

臨床に活かせるエビデンスが得られたかどうかを知るには，現在，医学の領域や看護の領域でどのような意味合いでエビデンスという用語が用いられているのかを，まずは確認しておく必要があると思います．1990年代後半からEBM（Evidence-Based Medicine，科学的根拠に基づいた医学），あるいはEBP（Evidence-Based Practice，科学的根拠に基づいた実践）という言葉が日本の医学の領域でも広まりました．“エビデンス”は“科学的根拠”と和訳され，科学的手法での検討が重ねられた臨床試験の結果（データ）によって示される証拠を意味しています．EBMは，治療法の選択は個々の医師の経験的な知識や判断ではなく，実証的なデータに基づいた最良の判断によってなされることを推奨し，日常の医療を批判的に見直す必要性を主張しています．

看護の領域でもEBN（Evidence-Based Nursing）という言葉が用いられるようになりました．看護行為は，治療成績のように定量的に評価できないものが多く，EBMのエビデンスのように臨床試験による実証的データを得ることがむずかしい面があるため，看護独自の行為に関して科学的根拠を積み重ねている途上にあるといえます．EBMのエビデンスの基準を**表1**に示しましたが，このエビデンスの基準と照合しながら考えると，日本の臨床の看護師が行う研究の大部分はⅡ～Ⅲに該

表1　エビデンスの基準（米国AHCPR*）

Ⅰa	複数のランダム化比較試験のメタ分析による結果
Ⅰb	少なくとも1つのランダム化比較試験による結果
Ⅱa	少なくとも1つのよくデザインされた非ランダム化比較試験による結果
Ⅱb	少なくとも1つのほかのタイプのよくデザインされた準実験的研究による結果
Ⅲ	よくデザインされた非実験的・記述的研究による結果（比較研究や相関研究，ケースコントロール研究など）
Ⅳ	専門家委員会の報告や意見，あるいは権威者の臨床試験による結果

*AHCPR：Agency of Health Care Policy and Research，保健政策研究局.

当する研究方法を用いており，また“よくデザインされた”という点で課題が多く，得られた研究結果を“エビデンス”として用いることが可能か，十分に吟味することが必要となります.

2008年には，臨床の看護師にとって身近なケアを取り上げて，最新の研究成果を用い看護ケアの根拠となるデータを示し，エビデンスについての要点を示す文献が出版され，その中で，EBNは次のように説明されています[1].

「EBNは，患者のケアを行う上で，その患者個人に入手可能な範囲で最善と思われる根拠ある方法を看護の専門的判断の下に用いていく．EBNとは単に大規模臨床試験において結果のよいほうを選択することではなく，エビデンスに対して批判的吟味を加えた上で，目の前の患者にどう適応するか十分に検討することまでを含めたものだといえる」[1]

b　あなたの看護研究からエビデンスが得られたか？

臨床の看護師が自分に身近な看護に焦点を当て，研究に取り組んだ場合，研究のテーマそのものが看護に貢献するものであっても，適切な方法でデータを収集し分析を加えたものでなければ，看護師が選択する看護行為の判断を裏付ける根拠として活用することはできません．取り組んだ研究活動によって，確かなエビデンスが得られるかどうかは，研究計画の段階で研究方法が十分に検討されていることに加え，計画に基づいて調査が実施され，正当な手順でデータが分析されているか否かによって，大きく異なります(☞第３歩２節，３節).

前述の引用文でも指摘されているように，研究の結果が信頼に足りるものかを検討します(**表 1**)．もう１つの視点は，自分が実際にかかわる患者さんに適用することが妥当なのか…と，吟味することを経て，臨床に活かせるエビデンスかどうかを判断することが必要になります．自分自身で吟味することがむずかしい場合には，類似した先行研究の結果，経験豊かな先輩看護師やその分野の専門家の意見を照合し，エビデンスとなるような結果が得られたのかを確認する作業を行うようにしましょう．

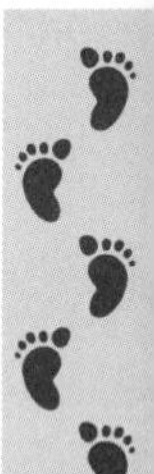

4 研究成果を臨床の看護に活かすにはどうしたらよいの?

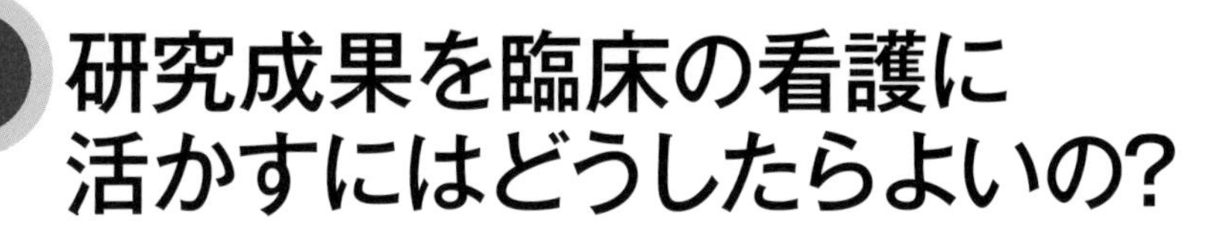

研究成果を臨床の看護に活かすには，研究が行われた場と活用しようとする場の共通点や相違点を認識しておくことが不可欠です．研究成果を臨床に応用する場合，違いを理解しておきましょう．

よくデザインされた研究方法によって導き出された結果(エビデンスになりうる)であっても，その研究結果を臨床の看護で活用していくためには，準備が必要になります．

なぜならば，研究成果として示された事柄によっては，研究を行った場(臨床)の状況と成果を活かそうとしている現在の状況に含まれる要件が違いすぎると，活用可能な内容が限定される可能性が生じるからです．

よくデザインされた研究方法で得られた成果であっても，臨床の看護実践の中で再現し，それを定着させる意図的なプロセスがなければ，本当の意味で臨床の看護の中で活かすことはできません．研究成果を臨床に応用する場合，その事柄にかかわる関係者(病棟の管理者，同僚の看護師，医師等)との間で，研究成果を日常の看護実践の中に取り入れることが“現実的に可能か”を検討する必要があります．

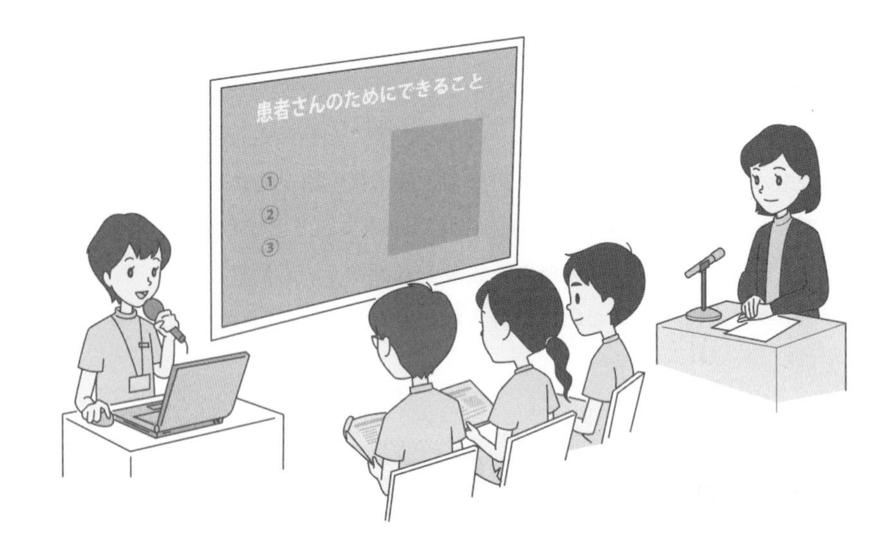

また，研究成果の導入を提案する人が，チームメンバーにどのように認識されているかによっても，その影響力が及ぶ範囲が違ってきます．自分自身のチーム内での影響力の範囲と，チームを動かす上でキーパーソンとなる人が誰なのかを念頭におき，場合によっては，チーム全体に提案する前にキーパーソンに研究成果の導入を一緒に推進してもらえるよう協力を求めるようなひと工夫が必要です．

引用文献　1）道又元裕：ケアにとっての「根拠」とは何か―それを毎日の臨床にどう生かすか．ケアの根拠　看護の疑問に答える 151 のエビデンス，p.3-10，日本看護協会出版会，2008

2 次の研究につなげよう

研究成果を臨床に活かすために何が大切かを確認してきましたが，最後にもう1つ，“次の研究につなげる”ためのポイントに触れておきます．

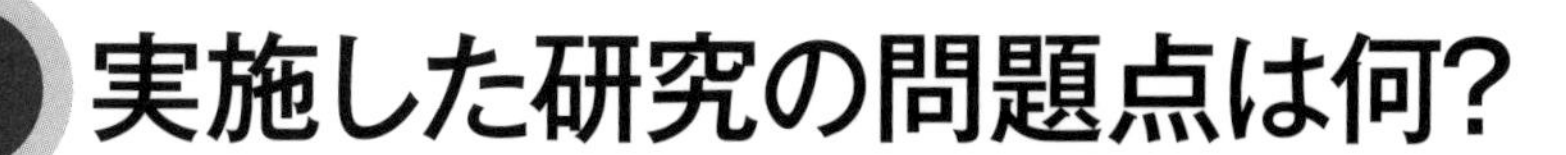

1 実施した研究の問題点は何？

研究計画段階で十分な検討を行ったとしても，実施するプロセスで想定外の問題が生じることは少なくありません．実施した研究の計画から実施のプロセスを客観的に見直し，設定した研究課題や研究方法に無理がなかったかを確認します．

臨床の看護師として，はじめて研究を行うことになった人は，研究のプロセスに対してどのようなイメージをもっているでしょうか．

研究のプロセスは，頂上を目指す登山の道のりとよく似ています．研究のテーマが複雑であればあるほど，**査定・計画・実施・評価**の長く険しい山道を登ることになります．また，利用者(関心をもたれ既存の先行研究がある)が多い場合には，開発されたケーブルカーやリフト(測定用具)を利用して，苦労せずに目的地にゴールすることが可能ですが，未開の地であれば，頂上を目指し迷走しながら進むしかないのです．準備不十分の軽装備で見切り出発すれば，途中で遭難し，自分がどこにいるのかを見失ってしまうことも多いのです．目指した場所とたどり着いた場所が違った場合は，自分が歩いたルートを振り返り，どこに間違いがあったのかを検討し，もう一度，間違いの起きた場所まで戻り，正しいルートで再スタートします．これと同じように，研究の場合にも「何が違っていたのか」，とさかのぼって再吟味することが必要になります(**図1**)．

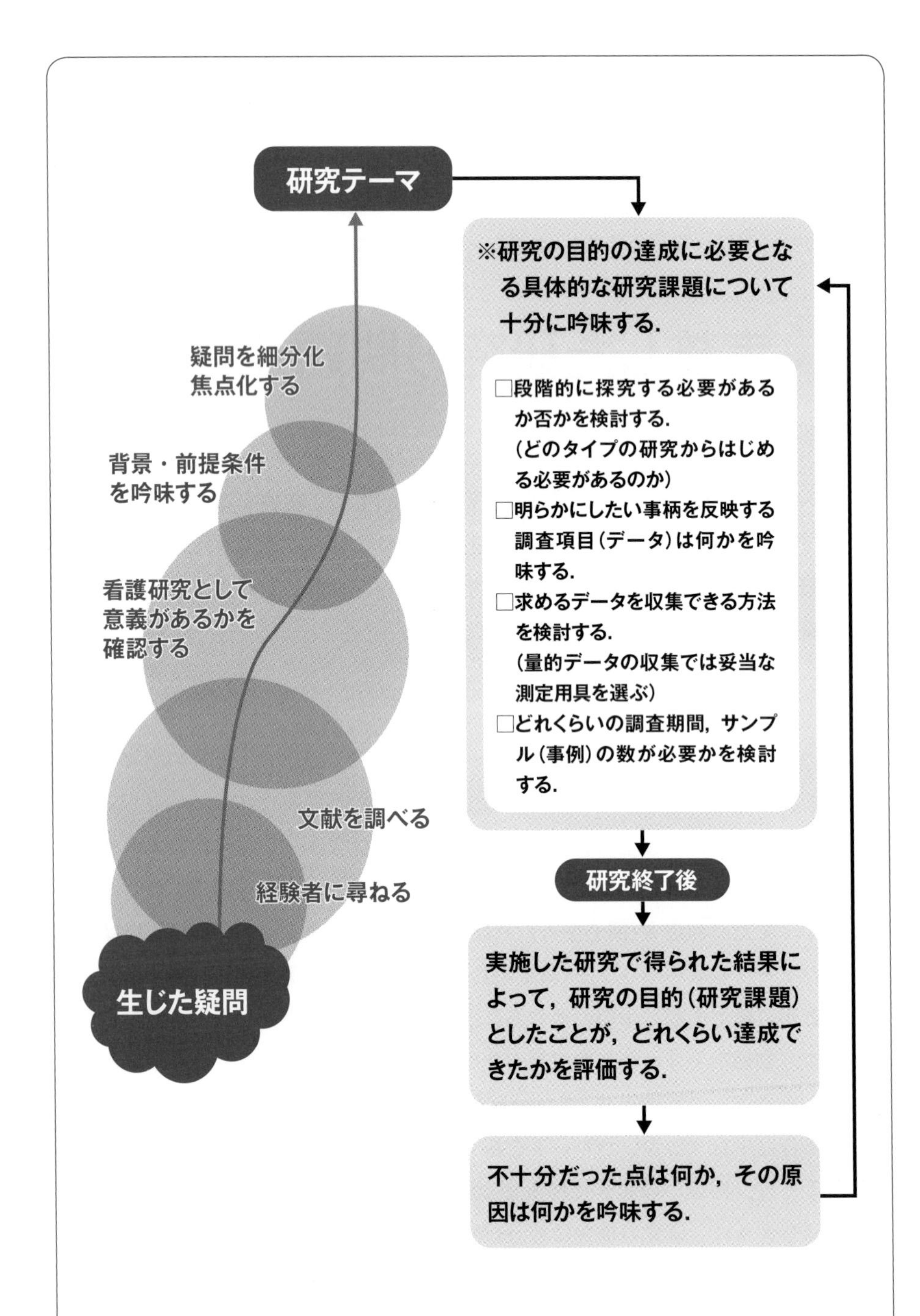

図1　臨床の疑問からはじまる研究のプロセス

2 次の研究に向けて何を準備すればよいの？

研究には，時間と労力が必要です．また臨床の看護師が研究を行う場合，勤務異動などにより，研究の担い手が次の研究では替わることもあります．

次の研究に向けての準備には，あなたの行った研究の結果が次に継続されるよう，文書で残すことが重要です．

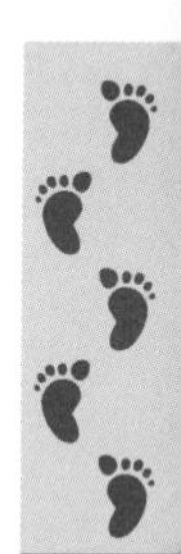

1 次の研究課題

研究を実施してみて，何がわかったのかを客観的に整理し，わかったことを手がかりに，看護の質の向上のために，次に何ができるのか，何をすべきかを考えましょう．引き続き研究としての取り組みが必要な場合には，次の研究課題を定め，研究方法を検討していくことになります．

2 整理して記録に残す

臨床の看護では，担当する患者さんが抱える問題の解決のために，短期間で達成可能な下位目標を設定し実施していることでしょう．あなたが研究の担当者として取り組んだ期間内に，「何が，どこまで明らかになったのか」，「何が新たな研究課題として浮上したのか」をきちんと整理した上で文書に残し，次にその部署で研究にかかわる人が，「先行研究で何がなされたのか」を把握できるようにしておくことが必要です．

最後に，繰り返しになりますが，看護研究は院内や院外での発表のために行うのではなく，提供する看護ケアの質の向上のために行うのが本来のあるべき姿でしたね．発表のために作成した抄録や論文に記載できなかった調査結果や考察は，後々あなたが活用できるよう，また後に続く研究の担当者がその全容を確認できるように**表 1** であげる文書を残すことが，次の研究に向けての準備となります．

表1　残すべき文書

① 研究計画書 + 作成した（用いた）調査用紙
② 匿名化済みの生データ（電子データ化したもの）
③ データの集計・分析結果
④ 研究論文・抄録
⑤ 何がどこまで明らかになったか. 何が新たな研究課題か.

あとがき

本書を最後まで読み進めてくださった読者の皆さん，いかがでしたか？　看護研究をやってみたいという気持ちになりましたか？　すでに本書を手に研究に着手してくださっている？　感激です！

本書を読んで「看護研究をやってみよう」と思ったら，あなたはすでに看護研究への1歩を踏み出しています．そして，看護実践の場で疑問に思ったことを看護研究につなげていくことによって，あなたの看護への理解は深まり，実践の場で必ず実りあるものとなります．まず，はじめの1歩を踏み出していただけたなら，編者としてこれほどうれしいことはありません．

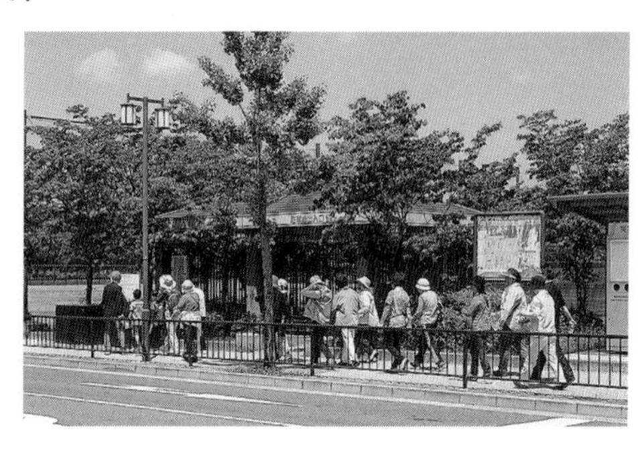

さて，本書で読者の皆さんの問いに答えながら看護研究を1歩1歩ガイドしてくれた，かわいいのに頼りになる彼…なにやら編者と懇意な様子の彼…いったい何者か気になっていませんでしたか？　彼の名前は「ものしりくん」．編者らが2006年から2015年までに地域看護活動を実践した「古川町すこやかサロン」のある京都市古川町商店街のオリジナルキャラクターの一人です．知識が豊富でアカデミックな雰囲気をもち密かにクイズ王を目指している彼を，本書のガイドに抜擢しました．

「古川町すこやかサロン」の活動を発展させて，2011年から同学区において大学を含む多機関の多職種者と住民が「A地域健康まちづくり会」(自治会・女性会・学区社協・シニアクラブ，大学，地域包括支援センター，介護予防推進センター)を結成しました．各組織の協働によるイベントを5月(体力測定とウォーキング(写真上))と11月(健康学習と体操(写真下))の年2回継続的に実施しています．編者にとって，すこやかサロンや，A地域健康まちづくり会は地域で暮らす人々の健康課題を直接学ぶことのできる実践の場でもあります．あなたにとっての病棟や施設と同様に，実践の場に身をおくことで，現象を見つめ研究の種（シーズ）に気付くことができます．皆さんも，実践で気付いた種を大切に育て，関心領域をひろげて看護研究へとつなげてください．皆さんの看護研究の1つひとつの蓄積が，看護学をさらに成熟させる力になります．

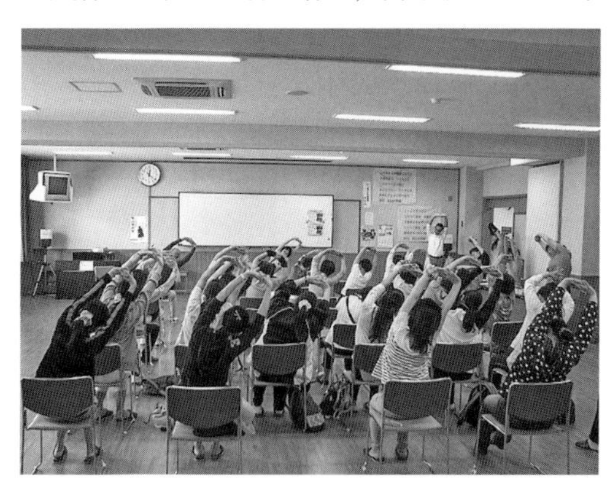

「看護研究をやってみよう」と思ったとき，あなたの研究岳登山がはじまります．そんなあなたに心からのエールを送ります．

星野明子

索　引

和文索引

や

わ

欧文索引

かんたん看護研究（改訂第２版）　さがす・つくる・仕上げる

2012年12月10日　第1版第1刷発行
2018年 2月10日　第1版第4刷発行
2020年 3月10日　第2版第1刷発行
2024年 3月20日　第2版第3刷発行

編集者 桂　敏樹，星野明子
発行者 小立健太
発行所 株式会社 南 江 堂
〒113-8410 東京都文京区本郷三丁目42番6号
☎(出版) 03-3811-7189 (営業) 03-3811-7239
ホームページ https://www.nankodo.co.jp/
印刷・製本 真興社
装丁 渡邊真介

定価は表紙に表示してあります.
落丁・乱丁の場合はお取り替えいたします.
ご意見・お問い合わせはホームページまでお寄せください.

Printed and Bound in Japan
ISBN 978-4-524-22507-1